VÉSICULE BILIAIRE ET LITHIASE

Choix d'un procédé opératoire dans la lithiase vésiculaire

BIBLIOTHÈQUE NATIONALE
B.F.
IMPRIMÉS

PAR

Le Dr Louis HAUTEFORT

ANCIEN INTERNE DES HÔPITAUX DE PARIS

AF476407

PARIS
G. STEINHEIL, ÉDITEUR
2, RUE CASIMIR-DELAVIGNE, 2

1909

8° Te 93
208

A MES PARENTS

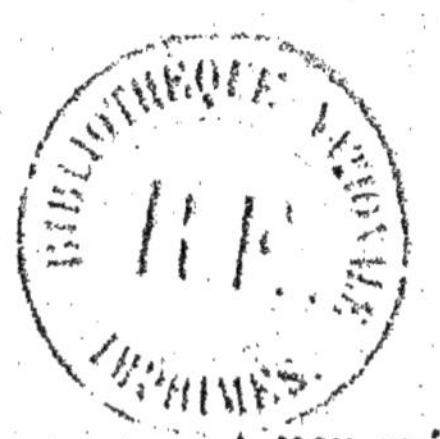
BIBLIOTHÈQUE NATIONALE
R.F.
IMPRIMÉS

A MON PRÉSIDENT DE THÈSE

M. LE PROFESSEUR HARTMANN

PROFESSEUR DE MÉDECINE OPÉRATOIRE A LA FACULTÉ DE PARIS

CHIRURGIEN DE L'HOPITAL BICHAT

A MES MAITRES DE LA FACULTÉ DE BORDEAUX

M. LE PROFESSEUR BOURSIER (*in memoriam*)

M. LE PROFESSEUR AGRÉGÉ VILLARD

MM. LES Drs DUBOURG, BOUVET

M. le Dr ROUSSEAU SAINT-PHILIPPE

A MES MAITRES DANS LES HOPITAUX DE PARIS

Stage (1900, 1901, 1902)

MM. LES DOCTEURS BABINSKI, BARTH, PETIT

Externat

M. LE PROFESSEUR agrégé REYNIER (1902-1903)

M. LE DOCTEUR BERGÉ M. LE PROFESSEUR ROGER (1903-1904)

M. LE PROFESSEUR BAR (1904-1905)

Internat

M. LE PROFESSEUR agrégé REYNIER (1905-1906)

M. LE PROFESSEUR HARTMANN (1906-1908)

M. LE DOCTEUR GUINARD (1907-1908)

M. LE PROFESSEUR agrégé RICARD (1908-1909)

MM. LES PROFESSEURS agrégés BRINDEAU, CARNOT, LECÈNE

MM. LES Drs BAUMGARTNER, BOUGLÉ (*in memoriam*), LABEY, LAPOINTE, MICHON, NAGEOTTE, SAVARIAUD.

BIBLIOTHÈQUE NATIONALE RF IMPRIMÉS

INTRODUCTION

Heidenheim (1) dit dans sa thèse : « L'idée de priver l'organisme de la vésicule biliaire a d'abord quelque chose d'étrange, on ne peut pas le nier. » Actuellement encore, de nombreux chirurgiens hésitent à sacrifier la vésicule, et ils n'ont pas de paroles assez véhémentes pour protester contre les cholécystectomistes à outrance. Mais, malgré les Kocher, malgré les Mayo-Robson (2), les Brownlee (3) les frères Mayo (de Rochester), et d'autres, la cholécystectomie a sans cesse gagné du terrain.

Nous avons voulu savoir de quel côté était la vérité, et nous nous sommes adressé à l'expérimentation. Nos recherches nous ont tout d'abord permis de contrôler certaines observations expérimentales d'Oddi, de de Voogt, d'Haberer et Clairmont, tendant à établir un point particulier de technique chirurgicale, à savoir qu'au cours de la cholécystectomie il convient de placer le fil de ligature du cystique exactement au ras du cholédoque. Mais elles nous ont surtout montré que l'ablation de la vésicule est

(1) HEIDENHEIM. *Die Erfolge der Gallenstein-Operationen*. Thèse de Bonn, inspirée par SCHEDE, p. 45, 1903.

(2) MAYO-ROBSON. On Cholecystectomy : the indications and contraindications for its performance, *British Medical Journal*, 1907, t. 2, p. 1117.

(3) BROWNLEE. A question in gall-bladder surgery. Cholecystectomy or Cholecystostomy ? *New York Med. Record*, 10 Décembre 1904.

inoffensive pour l'organisme. En même temps, l'examen histologique de quelques vésicules calculeuses et l'étude des complications auxquelles elles peuvent donner lieu, nous ont peu à peu amené à cette opinion que la cholécystectomie est l'opération de choix dans la lithiase vésiculaire.

Cependant Kehr (1) avait publié, en 1897, une méthode du drainage des voies biliaires principales, qu'il aurait exécutée antérieurement (avril 1895), et qu'il tendait à faire sienne, quoiqu'elle eût été pratiquée par Abbe (2) en 1889, et publiée également, en 1897, par M. Quénu (3) qui, le premier en France (1896), avait tenté ce drainage.

Le chirurgien d'Halberstadt considère l'Hepaticus-Drainage comme un des temps indispensables de la cholécystectomie. C'est ainsi que son élève Berger (4) écrivait, en 1903 ; « Le drainage de l'hépatique est la méthode la plus « sûre, même dans les cas où rien, ni dans les antécé« dents, ni dans l'examen clinique, n'a pu indiquer la présence de pierres dans les conduits profonds. »

La question fut portée devant la Société de Chirurgie par M. Lejars (5) (11 mai 1904).

Depuis, cette méthode a fait l'objet de nombreuses communications ou discussions, et elle trouve un ardent défenseur en la personne du prof. Terrier, qui n'hésite

(1) Kehr, *Münchner med. Woch.*, 1897.
(2) Abbe, *New York Med. J.* Janvier 1892.
(3) Quénu, Mémoire sur la cholédocotomie sans suture, *Bull. Soc. Chir.*, 1897.
(4) Berger, Die Hepaticus-Drainage, *Langenbecks Archiv*, 1903, Bd. LXIX, H. 1 et 2.
(5) Lejars, Drainage de l'hépatique, *Bull. Soc. Chir.*, 1904, page 486.
— Rapport sur 4 observations du Dr Brin (Angers) : Drainage des voies biliaires principales avec cholécystectomie, *Bull. Soc. Chir.*, 1907, p. 633.

pas à la pratiquer, non seulement quand il a affaire à une vésicule avec péricholécystite (1), mais même quand le cathétérisme lui a permis « de constater l'intégrité du cholédoque et de l'hépatique » (2).

Mais M. Quénu (3) restreint les indications du drainage de l'hépatique. Et M. Hartmann (4), tout en reconnaissant qu' « en présence de la lithiase diffuse, vésiculaire et canaliculaire, d'une occlusion calculeuse chonique du cholédoque, l'ablation de la vésicule et du cystique, combinée à l'évacuation du cholédoque et au drainage de l'hépatique, constitue l'opération de choix », se refuse à compliquer ainsi l'intervention quand les symptômes sont exclusivement vésiculaires.

Cependant, à l'étranger et particulièrement en Allemagne, la cholécystectomie avec drainage tend à remplacer de plus en plus la simple cholécystectomie avec ligature, et c'est ainsi que Kehr est venu au Congrès de Bruxelles (octobre 1908) affirmer ses préférences pour l'Hepaticus-Drainage.

Nous avons donc, sans parti pris, cherché à établir quelle était la valeur des différents procédés opératoires, afin de dégager celui qui donne les meilleurs résultats.

Et nous sommes arrivés à nous convaincre qu'en somme cholécystostomie et cholécystectomie, avec ou sans drainage ont chacune leurs indications : quand la lithiase n'a

(1) TERRIER. Cholécystite calculeuse avec péricholécystite, cholécystectomie, drainage de l'hépatique. *Bull. Soc. Chir.*, 1906, p. 211.

(2) TERRIER. Voies biliaires, opération de Kehr. *Bull. Soc. Chir.*, 1907, p 758 (Obs. 1).

(3) QUÉNU. Chirurgie des voies biliaires. *Bull. Soc. Chir.*, 1906, p. 200.

(4) HARTMANN. Discussion à propos du drainage des voies biliaires. *Bull. Soc. Chir.*, 1907, p. 808.

pas dépassé les limites des voies biliaires accessoires, le procédé idéal est la cholécystectomie avec ligature ; quand l'infection a gagné les voies principales (angiocholite (1), ou quand des calculs se sont échappés du cystique (lithiase du cholédoque et de l'hépatique (2), c'est aux méthodes de drainage qu'il faut avoir recours.

(1) Quénu et Duval, Les angiocholites aiguës. Rapport au *Congrès de Bruxelles*, 1908.

(2) Delagénière et Gosset, Rapport au *Congrès de Chirurgie de Paris*, 1908.

PREMIÈRE PARTIE

PHYSIOLOGIE

CHAPITRE PREMIER

Rôle physiologique de la vésicule biliaire

Dans l'intervalle des digestions, la bile s'accumule dans la vésicule biliaire, où elle subit des modifications, et d'où elle sera expulsée, au moment où le chyme stomacal s'engage dans le duodénum. Il semble donc qu'un triple rôle soit dévolu à la vésicule biliaire.

1° La vésicule est un réservoir;

2° C'est un modificateur de la bile;

3° C'est un organe d'excrétion.

§ 1. — La vésicule est un réservoir.

Les anciens avaient cru longtemps que la bile était sécrétée par son réservoir. Les premières recherches physiologiques prouvèrent la fausseté d'une pareille hypothèse, et montrèrent que la bile, sécrétée par le foie, passe, tantôt directement du foie dans le duodénum, tantôt dans la vésicule par l'intermédiaire du canal cystique.

Sans s'expliquer d'une façon très exacte comment se faisait cette ascension de la bile vers la vésicule (théorie d'Amussat), on admit (Dulaurens, Lister, Bianchi, Lieutaud) que, dans l'intervalle des digestions, la vésicule biliaire reçoit intégralement tout le liquide sécrété par le foie.

En effet, la vésicule biliaire est toujours pleine pendant l'abstinence prolongée, et, pour qu'elle se débarrasse d'une partie de son contenu, il parait nécessaire que la digestion soit commencée. Certains auteurs n'acceptent pas cette théorie d'une façon absolue. Paulet (1869), dans son article du Dictionnaire encyclopédique, dit qu'il suffit d'ouvrir le duodénum d'un animal vivant, pour voir la bile s'écouler goutte à goutte par l'extrémité du cholédoque, même dans l'état de vacuité de l'estomac. Et, tout récemment, von Bardeleben (1906) (1) trouve « insoutenable la « supposition que la bile est injectée dans l'intestin ex« clusivement au moment de la prise de nourriture », car, ajoute-t-il, « un simple calcul montre que les 800 gr. « environ de bile produits journellement, ne pourraient pas « trouver de place dans la vésicule et dans les voies bi« liaires, dans l'intervalle des repas, si l'évacuation ne se « faisait que quatre fois par jour, au moment des princi« paux repas ».

(1) Von Bardeleben. *Erfahrungen über Cholecystectomie und Cholecystenterectomie nach 286 Gallenstein-Laparotomien*. Jena 1906.

Cependant, dans ses *Leçons sur le Travail des glandes digestives*, Pawlow (1897) affirme que, chez l'animal à jeûn, il ne s'écoule pas une goutte de bile dans l'intestin. Il appuie son opinion sur les expériences de G. Bruno et N. Kladnizky, qui avaient opéré sur le chien de la façon suivante : « Ils découpent tout autour de l'orifice du canal cholédoque un fragment de muqueuse intestinale, isolant ainsi la terminaison du conduit biliaire du duodénum ; ils suturent ensuite ce fragment d'intestin à la surface séreuse de l'anse duodénale, qu'ils referment et fixent à la paroi (1) ». Bruno a observé, pendant plusieurs mois, un chien ainsi opéré, et il a constaté que l'écoulement de la bile ne se produisait que si l'estomac contenait des aliments. Cet écoulement commence 15 minutes environ (quelquefois plus) après l'ingestion des aliments, et il continue tant que le chyme alimentaire passe de l'estomac dans le duodénum ; dès que l'estomac s'est complètement vidé, l'excrétion de bile s'arrête.

Ainsi se trouve établi le fait que, pendant l'intervalle des digestions, la bile s'accumule dans les voies biliaires.

Ce phénomène se produit grâce à la tonicité du sphincter qui se trouve à la terminaison du canal cholédoque. On sait qu'Oddi (2) (1887), ayant étudié, sur des coupes et des préparations macroscopiques, la terminaison de ce canal cholédoque, avait établi l'existence d'un véritable anneau à fibres lisses, formation surajoutée, n'ayant aucun rapport de continuité avec la couche de fibres circulaires du duo-

(1) PAWLOW. *Le Travail des glandes digestives*, trad. franc. PACHON et SABRAZÈS, 1901, p. 251.
(2) ODDI. *Arch. Ital. Biol.* T. VIII, 1887.

dénum. Au point où le canal cholédoque s'engage dans la tunique musculaire intestinale, celle-ci présenterait une solution de continuité très nette. Cependant Znaniecki (1), a constaté un épaississement notable de ces fibres circulaires au voisinage du sphincter, épaississement sur lequel le sphincter prendrait point d'appui, d'après Hendrickson (2). MM. Letulle et Nattan-Larrier (3) admettent même que le cholédoque dissociant les couches musculaires intestinales, leur emprunte quelques fibres.

Ce sphincter est le véritable régulateur du cours de la bile. Doyon a constaté en effet, qu'en se contractant (sous une influence nerveuse, ou à la suite de l'administration d'un poison tel que la pilocarpine), il s'oppose complètement, et pendant un temps relativement long, au cours de la bile. Oddi, de son côté, a démontré, par ses expériences les plus récentes, que ce tonus était équivalent à une pression de 675^{mm} d'eau, tandis que la pression de secrétion biliaire est, d'après Friedländer et Heidenhain, tout au plus de 200^{mm}.

Il s'ensuit que la bile, incessamment secrétée, cherchera à s'écouler dans l'intestin, mais, rencontrant la barrière que lui oppose le sphincter d'Oddi, elle sera pressée contre les parois des canaux biliaires trouvant une issue vers le cystique, elle s'y engagera pour aller s'accumuler dans la vésicule.

(1) ZNANIECKI. *Beiträge zur Kenntnis der Wanderungen des Ductus Cysticus, Hepaticus und Choledocus, namentlich der Muskelfasern des letzteren in der Portio Duodenalis.* Th. de Greiswald, 1894-95.

(2) HENDRICKSON. A Study of the Musculature of the entire extra hepatic biliary system including that of the duodenal portion of the common bile-duct and of the sphincter *Bull. of Johns Hopkins Hosp.*, Baltimore, v. 9, p. 221, 1898.

(3) LETULLE et NATTAN-LARRIER. L'ampoule de Vater. *Arch.. Sc Médic.* mai-juillet 1898. *Soc. Anat.* Paris 1898, n° 13.

§ 2. — La vésicule est un modificateur de la bile.

Là, elle subit des modifications. En effet, si l'on recueille de la bile directement au sortir du canal hépatique, ou après un séjour dans la vésicule, on s'aperçoit que la composition de ces deux liquides biliaires n'est pas identique : il y a entre eux des différences de concentration, de composition même.

a) Grâce aux villosités lamelleuses de sa muqueuse, la vésicule est un *sac absorbant* : la bile se concentre à tel point que, si on la recueille par fistule, au niveau de l'hépatique, on obtient un résidu sec de 1,5 % environ (Copeman et Winston), alors que, récoltée dans la vésicule humaine, immédiatement après la mort (mort subite), elle fournit un résidu sec de 14 à 15 % (Frerichs). Par conséquent, la bile vésiculaire est 8 à 10 fois plus concentrée que la bile fraîche : la densité de la bile recueillie dans les canaux biliaires étant de 1,010 chez l'homme, celle de la vésicule atteint 1,020 et plus. Cette concentration modifie la couleur de la bile ; alors que dans les canaux biliaires elle est d'un jaune clair (ou verdâtre, suivant les espèces animales), elle prend dans la vésicule une teinte foncée. En outre, elle devient filante, visqueuse, par suite de la présence de la mucine.

b) Or la mucine est un des produits de *sécrétion* de la vésicule. Pour étudier cette secrétion chez l'animal, il a suffi, après ligature du canal cystique, de pratiquer une cholécystostomie. Le liquide qui s'écoule par la fistule est un liquide clair et visqueux, ressemblant en tous points à celui qu'on observe dans les cas d'hydropisie de la vésicule. On a pu, du reste, étudier cette sécrétion chez l'homme dans des cas de fistule opératoire (cholécystostomie : Deburgh Birch et Harry Spong), consécutive à une obstruction du canal cystique. La quantité de liquide sécrétée en 24 heures est de 30$^{cm^3}$ environ, et contient, outre de l'eau, des matières inorganiques, sous forme de chlorures, carbonates et phosphates alcalins, et des matières organiques, mucine, cholestérine. La vésicule fournit vraisemblablement une certaine quantité de la cholestérine contenue dans la bile. En effet (1), chez le chien, par exemple, alors que la bile qui s'écoule par fistule (bile hépatique) contient 0,1 à 0,3 °/₀₀ de cholestérine, la bile de la vésicule en contient 1 gr. à 1,5 gr. °/₀₀. Il ne semble pas que ce renforcement de la teneur en cholestérine puisse s'expliquer par une simple concentration de la bile.

Mais le véritable produit de sécrétion de la vésicule biliaire est la mucine, formée (Dastre) (2) d'un peu de mucine véritable et surtout d'une pseudo-mucine biliaire dont les caractères ont été bien mis en évidence par Landwehr.

Cette fonction de la vésicule biliaire est l'œuvre des cellules cylindriques de son épithélium, qui sont fortement tassées les unes contre les autres, en une seule assise, et des rares cellules caliciformes qu'on rencontre de distance en distance. Les histologistes décrivent bien de véritables glandes : les unes, confinées dans le derme de la muqueuse,

(1) Morat et Doyon. *Tr. phys.* 1900. Fonctions de nutrition, p. 350-351.
(2) Dastre. *Dict. Physiol.* Tome II, page 196.

ont la forme de diverticules en doigt de gand, renflées à leur extrémité; les autres, qui s'enfoncent dans la tunique moyenne, prennent l'aspect de glandes en grappes. Ces glandes sont petites et peu nombreuses à l'état normal. Luschka estime leur nombre à 9 à 15 : elles se trouveraient surtout au voisinage du col. La présence même de ces glandes n'a pu être confirmée par tous les auteurs.

Kölliker affirme (1) qu'il ne les a jamais vues. Janowsky, Welss et d'autres ont nié leur existence. Zenker considérait, les glandes vraies comme très rares, car, dans de nombreuses préparations, il n'en a pas trouvé plus de deux. Mais ce qu'il faut dire, c'est que l'examen de la vésicule biliaire normale présente de grosses difficultés, car elle est rapidement privée de son revêtement épithélial par un processus de macération qui débute immédiatement après la mort. Nous verrons plus loin qu'au contraire ces glandes deviennent nombreuses dans les vésicules lithiasiques. Aussi Aschoff(2) estime-t-il que, si les vésicules pathologiques fournissent une quantité de mucus relativement considérable, la formation de mucus, dans l'épithélium de vésicules normales, est presque complètement négative. Dans ce cas, les 30$^{cm^3}$ de liquide vésiculaire, secrétés en 24 heures, dans les cas pathologiques étudiés par Deburgh Birch et Harry Spong, devraient être considérablement réduits chez l'individu normal.

C'est alors le rôle absorbant de la bile qui paraît prendre

(1) Kölliker, Janowski, ... rapportés par Ehrhardt. Beiträge zur pathologischen Anatomie und Klinik des Gallenstein-Leidens. *Archiv für klinische Chirurgie*, 1907, p. 1118.

(2) Aschoff, cité par Liebold, in Kehr, *Drei Jahre Gallenstein-Chirurgie*, 1908.

la première place. Or cette absorption ne se traduit pas seulement par une concentration du liquide biliaire, mais par une résorption des graisses, comme l'indiquent certaines modifications des cellules (1), et des pigments biliaires. La muqueuse vésiculaire est tout imprégnée de ces pigments, alors que celle des canaux biliaires est absolument incolore, et les cellules épithéliales contiennent des grains de pigment. Cette absorption est telle que, si on enferme la bile dans la vésicule par une ligature, le liquide devient trouble et blanchâtre : il y a diminution par absorption des matières colorantes et des acides biliaires (Rosenkranz).

La concentration est due certainement à une propriété particulière des cellules cylindriques de la muqueuse vésiculaire. On pourrait peut-être supposer qu'elle est due, en partie, au séjour prolongé que fait la bile dans son réservoir, qui absorbe ainsi mécaniquement une partie de son contenu. Mais il faudrait alors admettre que le canal cholédoque, dont l'épithélium n'est pas imprégné de pigments, est vide de bile dans l'intervalle des évacuations biliaires, et que l'hépatique ne contient également que de la bile en mouvement. Rien n'est moins démontré.

§ 3. — Rôle de la vésicule dans l'excrétion de la bile.

L'évacuation de la bile hors de la vésicule est difficile, à cause de l'étroitesse de calibre du canal cystique et des obstacles qu'il présente (valvule de Heister), à cause

(1) EHRHARDT. *Loc. cit.*, p. 1119.

également des replis valvulaires du col qui s'opposent à son libre écoulement. Il faut donc, pour qu'elle quitte la vésicule, que les fibres du réservoir musculaire se contractent. Or nous avons vu que le sphincter du cholédoque était le véritable agent de régulation du cours de la bile. S'il se relâche, la bile tend à s'écouler et le système musculaire tout entier des voies biliaires entre en contraction pour chasser son contenu. Il se passe là quelque chose d'analogue à ce qui se produit au moment de la miction, quand le sphincter vésical, obéissant à la volonté, se relâche, et que la vessie se contracte sur son contenu pour l'expulser au dehors. Mais, alors que la vessie vide normalement tout son contenu, la vésicule biliaire n'en expulse que le trop-plein (1).

Quel est le point de départ du réflexe qui détermine le relâchement du sphincter ? Nous avons vu que, pendant le jeûne, il ne se produisait pas d'écoulement biliaire. Au moment de l'absorption des aliments, les phénomènes bucco-pharyngés ne provoquent pas non plus cet écoulement car le sphincter reste fermé à la suite d'un repas fictif, et, à la suite d'un repas normal, il ne s'entr'ouvre qu'après une demi-heure ou trois quarts d'heure. L'action mécanique des aliments sur les parois gastriques ne provoque pas davantage cet écoulement, car il n'apparaît que longtemps (un quart d'heure à quarante minutes) après l'arrivée du bol alimentaire dans l'estomac. D'autre part, les sécrétions gastrique ou pancréatique, qui se produisent sous l'influence du repas fictif, n'exercent de ce fait, aucune action sur l'excrétion biliaire.

(1) GUILBAUD, cité par DASTRE, *Dict. phys.* Tome II p. 158.

Il s'ensuit que, si l'on tient compte de la longue période de latence qui s'écoule entre le début du repas et l'arrivée de la bile dans l'intestin, et si l'on tient compte également de l'arrêt de l'écoulement biliaire après l'évacuation complète de l'estomac, on est amené à admettre que cet écoulement est sous la dépendance de l'action du chyme sur la muqueuse duodénale (1).

Si le sphincter du cholédoque était représenté, comme le supposaient certains auteurs, Leichtenstern (2), par exemple, par un collier de fibres musculaires lisses, en relation immédiate avec la couche circulaire du duodénum, aux dépens de laquelle est formé le sphincter pylorique, il eût été logique d'admettre que le réflexe auquel obéissait le pylore en s'entr'ouvrant, commandait aussi le sphincter du cholédoque, appartenant au même système et subissant la même innervation.

Mais il n'en est pas ainsi, nous l'avons vu : il s'agit de deux formations anatomiquement différentes, qui reçoivent, par conséquent, des incitations différentes. Or, les physiologistes ont démontré que l'excitation du bout périphérique des grands splanchniques au niveau du diaphragme, détermine la contraction des canaux hépatiques, vésicule et sphincter, alors que l'excitation de leur bout central provoque un relâchement de tout ce système. Tandis que l'excitation du bout périphérique des vagues est sans action sur le système excréteur de la bile, l'excitation du bout central de ces nerfs provoque, par action réflexe, la contraction de la vésicule et le relâchement du

(1) ARTHUS, *Elements de Physiologie*, page 187.
(2) LEICHTENSTERN, cité par von BARDELEBEN, *loc. cit.*, p. 29...

sphincter (Doyon). Aussi Arthus émet-il l'hypothèse suivante : « Sous l'influence du chyme agissant sur le duodénum, il se produit sans doute une excitation des terminaisons des vagues, qui, refléchie par le système nerveux central, vient agir sur le sphincter pour le relâcher et sur la vésicule pour la contracter. »

L'excrétion biliaire semble donc être le résultat de l'action combinée du relâchement du sphincter d'Oddi, et de la contraction des fibres musculaires des voies biliaires, et, en particulier, de la vésicule. Celle-ci possède, en effet, une tunique moyenne formée de fibres musculaires lisses disposées sur plusieurs plans et entremêlées d'éléments conjonctifs et élastiques. Les fibres musculaires, groupées en faisceaux, s'entremêlent sans ordre, les plus externes ayant cependant une tendance à la disposition circulaire. Les canaux biliaires possèdent également des fibres musculaires lisses, groupées en faisceaux qui adoptent généralement une direction longitudinale, alors qu'à la partie inférieure du cholédoque la disposition devient circulaire, mais s'arrête de façon brusque, comme nous l'avons vu, au point où ce canal franchit les tuniques duodénales.

La contractilité des voies biliaires est facile à démontrer : si on les excite électriquement sur l'animal laparotomisé, il se produit une légère contraction, très lente à s'établir, très lente à disparaître. Cette contraction est mise en évidence grâce à un manomètre obstruant, que l'on peut aboucher au cholédoque, et qui permet d'observer les oscillations de la colonne liquide.

On voit ainsi, chez l'animal à jeûn, le liquide (manomètre à eau) monter jusqu'à 25^{cm} ou à son voisinage. A ce moment, la pression n'augmente plus, on peut en déduire, que : lorsque ce maximum est atteint, la sécrétion s'arrête, afin d'éviter la dilatation des voies biliaires. Si le sphincter vient à se relâcher, le liquide est chassé vers le duodénum et la pression diminue ; mais la contraction des fibres musculaires lisses des canaux biliaires et de la vésicule entre alors en jeu, maintenant la pression suffisante pour pousser le flot biliaire, et l'aidant à cheminer, par des sortes de mouvements péristaltiques, analogues à ceux qui accompagnent le bol alimentaire.

Ce mécanisme paraît très suffisant pour assurer l'écoulement de la bile sans qu'il soit utile de faire intervenir, comme le proposent certains auteurs, la compression exercée sur les voies biliaires par le foie congestionné au moment de la digestion, ni la compression résultant des efforts ou des mouvements respiratoires, etc...

On a seulement le droit d'admettre que la bile, obéissant aux mêmes lois que les autres sécrétions, peut, au moment du relâchement du sphincter, s'écouler sous la seule pression qu'exerce sur elle la bile nouvellement secrétée. Ce mécanisme de la « vis a tergo » suffirait vraisemblablement, en dehors de toute contraction de l'appareil musculaire, à évacuer la bile vers le duodénum, mais alors l'écoulement se ferait de façon irrégulière, la pression étant à son maximum au moment où s'ouvre le sphincter, et allant en décroissant à mesure que la bile s'échappe.

CHAPITRE II

L'absence de la vésicule biliaire ne trouble pas le fonctionnement de l'organisme

Cet aperçu physiologique nous amène à conclure que la vésicule est un réservoir doué de propriétés particulières (absorption et secrétion), qui contribue par sa présence à régulariser la pression dans les voies biliaires, et facilite, par ses contractions, l'écoulement de la bile, au moment où le chyme stomacal s'engage dans le duodenum.

Ce rôle de la vésicule biliaire est-il si important que son absence entraine une perturbation dans le fonctionnement de l'organisme ? De nombreux faits, tirés de la clinique et de l'expérimentation, tendent à prouver la parfaite innocuité de l'ablation de la vésicule ; l'embryologie et l'anatomie comparée viennent encore à l'appui de cette hypothèse.

§ 1. — Preuves tirées de l'embryologie et de l'anatomie comparée

1° ***Chez l'homme.*** — Chez l'homme, la vésicule biliaire se développerait par une évagination, soit du canal cholédoque, Hertwig (1) soit de l'un des canaux hépatiques. Pour Kollmann (2), si l'on examine un embryon de 8^{mm}, on voit que la vésicule biliaire est un canal assez fort, fermé en cul-de-sac, qui se dégage du canal hépatique, se dirigeant vers l'extrémité caudale de l'embryon. Son revêtement provient de l'entoderme, comme celui du canal hépatique lui-même. Et il est intéressant de noter que l'endroit où elle se dégage se trouve tout près du tube intestinal. C'est seulement plus tard qu'apparait le canal cystique.

Kölliker pense que la vésicule biliaire n'est pas autre chose que le canal hépatique droit. On peut alors, si l'on rejette l'opinion de Choronshitzky et quelques auteurs, qui prétendent que la vésicule provient de la paroi intestinale ventrale elle-même, considérer ce réservoir comme un canal biliaire fortement modifié.

On conçoit par suite qu'un arrêt de développement puisse empêcher la formation de la vésicule biliaire. Et, en effet, l'absence de cet organe, quoique rare, a été constatée de façon indéniable par différents auteurs, Follet, Chomel, Amussat, etc... Plus près de nous, Gay, réunit 19 cas, et Stone (3) (1908) rapporte le vingtième : il s'agissait d'une femme de 54 ans, admise à l'hôpital de Washington et opérée le 20 juillet 1907, chez qui les recherches les plus minutieuses ne firent découvrir aucune trace de vésicule biliaire, mais simplement une papule aux lieux et place du cystique. On trouve surtout ces anomalies chez

(1) HERTWIG. *Tr. Embry.* trad. franç. 1891, p. 297.
(2) Cité par von BARDELEBEN. *loc. cit.*, p. 11.
(3) STONE J.-S. (Washington) Congenital Absence of the Gall Bladder, *The amer. J. of the med. sc.* 1908.

des enfants très jeunes. Cependant, parmi les cas de Gay, cinq des malades observés avaient de 25 à 65 ans.

Ces faits nous prouvent que la vésicule biliaire n'est nullement incompatible avec la vie, puisqu'elle peut être absente congénitalement chez des gens de tout âge.

2° ***Chez les animaux.*** — Si maintenant on étudie l'appareil biliaire dans les différentes classes animales, on voit que, dans la classe des mammifères, tous les quadrumanes, les chéiroptères, les carnassiers, les insectivores, presque tous les édentés et tous les marsupiaux sans exception possèdent une vésicule biliaire. Au contraire, elle manque, parmi les pachydermes, chez le cheval, l'éléphant, le rhinocéros, le tapir, le peccari, alors que les porcs en sont pourvus. Les caméliens (lama, chameau) en sont privés, tandis qu'elle paraît exister chez tous les ruminants proprement dits, à l'exception du cerf. Dans l'ordre des rongeurs, la diversité est plus grande : les uns en ont une, les autres n'en ont pas : par exemple, elle manque chez les rats, souris, etc... Elle manque encore chez les cétacés carnivores, tels que le dauphin, le marsouin.

Dans la classe des oiseaux, la vésicule biliaire est absente chez l'autruche, le perroquet, le coucou, le pigeon, le ramier, la gélinotte.

Elle existe, au contraire, chez tous les batraciens et chez presque tous les reptiles.

Presque toute la classe des poissons est pourvue de vésicule biliaire, et, chez certaines espèces, elle atteint des proportions considérables.

Peut-on, en présence de cette variété, admettre une

règle générale sur l'absence ou la présence de la vésicule biliaire chez les animaux supérieurs ? Faut-il accepter l'opinion de Cuvier, pour qui ce réservoir doit exister chez les animaux dont les repas sont séparés par un long intervalle, alors qu'il n'a pas de raison d'être chez ceux qui mangent continuellement, et chez qui la bile doit s'écouler sans cesse dans l'intestin ? Certes non, car, à la moindre réflexion, cette assertion paraît dénuée de tout fondement. En effet, pourquoi le cheval n'a-t-il pas de vésicule, alors que son régime est exactement le même que celui du bœuf et du mouton qui en possèdent une ? Et en quoi le cerf se distingue-t-il des autres ruminants pour être le seul privé de cet organe ? Mais ce réservoir peut même faire défaut chez certains individus d'une même espèce. C'est ainsi que chez la girafe, par exemple, on a pu tour à tour trouver une vésicule chez certains sujets, pas chez d'autres. Ces faits nous conduisent donc à cette conclusion que la raison d'être de la vésicule nous échappe, et que le séjour de la bile dans un réservoir spécial n'est pas indispensable pour donner à ce liquide toutes les qualités qui lui sont nécessaires.

§ 2. — Preuves tirées de la clinique

L'ablation de la vésicule, chez un individu qui en est porteur, n'est-elle pas susceptible de troubler l'harmonie de ses fonctions ?

La vésicule étant supprimée brusquement, il est logique de supposer qu'après la digestion, la bile, continuellement sécrétée par le foie et arrêtée par le sphincter, va s'accumuler dans les voies biliaires extra et intra-hépatiques, et la pression va s'élever d'une façon constante jusqu'à la prochaine évacuation. Dans ces conditions :

— ou bien le sphincter d'Oddi va se laisser forcer et la bile s'écoulera dans le duodénum vide, en dehors de toute digestion;

— ou bien ce sphincter ne cédera pas, et il se produira une dilatation des voies biliaires; à moins que celles-ci ne résistent à la dilatation: dans ce cas, la pression de la bile stasée dans les canaux biliaires va s'élever à tel point qu'elle dépassera la pression de sécrétion; et il y aura alors arrêt de sécrétion et résorption de bile au niveau des cellules hépatiques.

En outre, la bile, ne subissant plus les modifications que lui offrait son séjour dans la vésicule, présentera désormais les caractères de la bile hépatique et elle pourrait peut-être, de ce fait, troubler les actes de la digestion. En particulier, la quantité de mucus, que secrétait son réservoir (72$^{cm^3}$ par 24 heures, d'après Mayo-Robson) se trouvera réduite à 0. Or « ce mucus, ajoute Mayo-Robson (1), sert à rendre la bile moins irritante. Une série d'expériences faites par le Dr Flexner a démontré que, si on injecte de la bile pure dans les canaux pancréatiques, elle occasionne une pancréatite aiguë, tandis que, si elle est mélangée à du mucus, son action irritante est beaucoup diminuée ».

1° ***Vésicules ayant perdu leurs fonctions.*** — « *Cas d'oblitération du cystique.* — Aucun trouble ne se mani-

(1) Mayo-Robson. *Loc. cit.*, *British Med. J.*, 26 oct. 1907, p. 1117.

feste dans l'état général d'un sujet atteint de lithiase vésiculaire qui envoie un calcul obstruant dans le canal cystique et exclut ainsi, d'une façon spontanée, la vésicule. Celle-ci n'étant plus en communication avec les voies biliaires principales, continuera à secréter du mucus, elle se laissera distendre et l'on assistera à l'évolution d'une hydropisie vésiculaire avec ses caractères particuliers. Mais aucun phénomène hépatique ni intestinal ne vient compliquer la scène.

β — *Exclusion de la vésicule par atrophie.* — D'autres fois la vésicule lithiasique s'atrophie, se sclérose : son calibre déjà fort réduit est encombré par des calculs, elle ne fonctionne donc ni comme réservoir biliaire, ni comme organe d'absorption et de secrétion, et cependant rien, dans l'histoire de ceux qui en sont porteurs, n'attire l'attention sur des troubles survenus du seul fait de cette exclusion d'origine pathologique.

Si bien qu'on rencontre fortuitement ces vésicules, privées de leurs fonctions, au cours d'une opération ou d'une autopsie.

2° ***Vésicules enlevées artificiellement : Cholécystectomie.*** — Si l'on parcourt les ouvrages ou les articles publiés par les opérateurs dont l'activité s'est particulièrement manifestée dans la chirurgie des voies biliaires, on se rend compte que l'ablation de la vésicule n'entraîne aucun accident. Par exemple, Körte (1) dit, au chapitre II de son ouvrage sur la Chirurgie des Voies biliaires et du

(1) KÖRTE. *Beiträge zur Chirurgie der Gallenwegé und der Leber*, 1905.

Foie : « La suppression de la vésicule biliaire par cholécystectomie ne produit aucun trouble dans la digestion. »

Haasler (1), parlant en son nom et au nom de Bramann, avec qui il a pratiqué cinquante cholécystectomies, de 1904 à 1907, dit, à propos de cette opération : « Nous n'avons point constaté de troubles que nous puissions rapporter à cette intervention. »

Bland Sutton (2) n'hésite pas à s'écrier, au cours d'une discussion sur les indications de la cholécystectomie : « L'expérience nous enseigne que l'enlèvement de la vésicule n'a pour l'individu aucune suite fâcheuse, ni immédiate, ni éloignée. » Et Charters J. Symonds (London), apportant à la même réunion une statistique de 44 opérations sur les voies biliaires, s'exprime ainsi : « Il est bien connu que l'on peut se passer de vésicule, et, quant à moi, je ne vois pas de différence dans l'état intestinal d'un homme possédant une vésicule ou n'en possédant pas. »

Thorspecken (3), à propos des cas opérés à la clinique d'Heidelberg, écrit (page 637) : « Il paraît étrange que pas un seul cas ne soit connu dans lequel l'extirpation de la vésicule biliaire ait montré des suites quelconques, soit du côté de la digestion, soit du côté du foie, par la pression de la bile stasée. Il est donc probable que le mode d'évacuation de la bile, reste, après l'extirpation, le même qu'avant, c'est-à-dire, discontinu, car il se fait par un

(1) Haasler. Ueber Cholecystectomie. *Arch. f. klin. Chir.*, Berlin 1907, p. 1100.

(2) Bland Sutton. Indications for performing cholecystectomy *Brit. med. J.* 5 oct. 1907, p. 877.

(3) Thorspecken. Zur Frage der idealen Cholecystectomie, *Beiträge zur klin. Chir.*, 1906. vol. 51, p. 636.

mécanisme indépendant de la sécrétion biliaire. » Il attribue au sphincter dont le fonctionnement n'est pas modifié, les résultats favorables de la cholécystectomie. Ainsi la bile, ne s'écoulerait pas d'une façon continue dans l'intestin, ce qui d'ailleurs pour Riedel, qui semble admettre que le sphincter s'entr'ouvre à la plus légère élévation de pression, ne troublerait non plus, en aucune sorte, la digestion (1). Thorspecken, admet, avec Oggi (2), que le sphincter résiste à une pression deux fois plus forte que la pression de sécrétion. Il en résulte que la bile va pouvoir subir un certain travail de concentration utile qu'elle ne subirait pas si elle s'écoulait de façon continue.

Enfin Kehr (3) au IIe Congrès International de Bruxelles, disait, à propos de l'ablation de la vésicule : « Dans aucun cas je n'ai observé le moindre trouble dans la digestion. »

Pour notre part, il ne nous a jamais été donné d'observer, à la suite de la cholécystectomie, le moindre trouble, hépatique ou intestinal, imputable à l'exclusion opératoire de la vésicule.

Nous avons cependant étudié avec soin les observations de M. Hartmann, dont la plupart sont rapportées dans la thèse d'Hernette (4), ou par lui-même (5). Nous nous sommes mis en relations avec les malades opérés dans son

(1) RIEDEL. *Die Pathogenese, Diagnose und Behandlung des Gallensteinleidens*, p. 75.

(2) OGGI. Cité par Naunyn, Zur Naturgeschichte der Gallensteine und Cholelithiasis. *Grenzgebiete der Med. und Chir.*, 1905.

(3) KEHR. *Gallensteine*. Rap. au Congrès de Bruxelles 1908, p. 38 et 39.

(4) HERNETTE. *Sur les Résultats immédiats et éloignés de la cholécystostomie et de la Cholécystectomie*. Th. Paris 1907.

(5) HARTMANN. — *Soc. Chir.*, 1907, p. 808.

service depuis ces publications (fin 1907-1908). Nous avons également consulté les observations de tous les cas opérés par M. Guinard. Enfin, pendant l'année 1908-1909, nous avons eu l'occasion d'aider M. Ricard dans une série de cholécystectomies.

Et nous avons pu ainsi nous convaincre que l'ablation de la vésicule ne trouble en aucune sorte les fonctions hépatiques ou digestives.

§ 3. — Preuves tirées de l'expérimentation.

Obsédé cependant par cette idée que, si le sphincter résiste à la pression sans cesse croissante de la bile sécrétée pendant les intervalles de digestion, il doit se produire non seulement des dilatations des voies biliaires extra-hépatiques qui vont à la fois jouer le rôle de canaux vecteurs et de réservoirs, mais encore des dilatations des voies biliaires intra-hépatiques, nous nous sommes adressés à l'expérimentation pour nous fixer d'une façon définitiv . Cela nous permis, en même temps, de contrôler les résultats publiés par Oddi, Nasse, de Voogt, Haberer et Clairmont sur la dilatation du moignon du cystique après la cholécystectomie.

Oddi (1) (1888), procédant à des recherches diverses, eut l'idée d'extirper la vésicule biliaire à trois gros chiens : chez le premier, qui fut sacrifié au bout

(1) Oddi, Effetti dell' estirpazione della cistifellea. *Bull. Soc. Med.* Bologna 1888.

d'un mois, il trouva une dilatation considérable de l'ensemble des voies biliaires ; chez les autres, sacrifiés deux et trois mois plus tard, les canaux hépatiques étaient peu dilatés, mais le cystique l'était très notablement : il avait pris l'aspect d'une dilatation ampullaire comme s'il s'agissait d'une réformation de vésicule biliaire.

Nasse (1) exposa, six ans plus tard, les résultats de ses recherches au XXIIIe Congrès allemand de Chirurgie. Ces résultats semblent contredire de la façon la plus absolue les résultats d'Oddi. Il a fait, à des lapins et à des cochons d'Inde, l'extirpation de la vésicule biliaire, et, les sacrifiant plusieurs mois après, il n'a trouvé aucune modification des voies biliaires et jamais de dilatation. Chez des chiens qui furent opérés dans les mêmes conditions et sacrifiés à des dates successives, jusqu'à neuf mois, il n'a reconnu aucun changement dans l'appareil excréteur de la bile. Aussi n'hésite-t-il pas à mettre en doute les données d'Oddi, et cependant la contradiction est plus apparente que réelle, car il s'agit, en réalité, d'expériences différentes : alors qu'Oddi pratique la cholécystectomie à peine au-dessous de la vésicule, laissant ainsi un long bout de cystique, Nasse prend soin d'enlever ce cystique en entier. Et cela est si vrai que, dans un cas où il avait conservé un morceau de cystique, il obtint une dilatation du moignon, mais si insignifiante qu'il ne la prit pas en considération.

De Voogt (2) publie, en 1896, une nouvelle communica-

(1) NASSE. Ueber Experimente an der Leber und den Gallenwegen, *Arch. f. klin. Chir.* Bd. 48, p. 885.

(2) DE VOOGT. De gevolgen van de wegneming de galblass. *Weekblad van het Nederl. Tijdschr. voor Geneesk.*, 1898, II, p. 236.

tion sur ce sujet. Il a pratiqué ses expériences sur quatre jeunes chiens dont le canal cystique a été lié avec de la soie, aussi près que possible du cholédoque, et sectionné au ras de la ligature. Les chiens sont sacrifiés entre le 30ᵉ et le 15ᵉ jour après l'opération. Dans les quatre cas, il s'est produit un nouveau réservoir pour la bile : cette nouvelle vésicule a la forme d'une poire dont la queue émerge du cholédoque ; sa longueur est de 2,5 à 3 mm, sa largeur de 1,5 mm et elle est remplie de bile. A l'examen microscopique, la paroi de cette vésicule néoformée est constituée par une seule couche d'épithélium cylindrique, d'une sous-muqueuse et d'une tunique propre de fibres musculaires lisses, enchevêtrées dans tous les sens. Mais, pour de Voogt, cette dilatation, dont le but est précisément de prévenir la dilatation des voies biliaires, provient en réalité, non pas du moignon du cystique, puisque celui-ci a été enlevé en totalité, mais bien du cholédoque, par une sorte d'évagination de celui-ci. Ainsi ces résultats contredisent les données de Nasse, mais ne confirment pas celles d'Oddi, puisque la reformation de la vésicule a, chez les deux auteurs, une origine différente.

Enfin, en 1904, paraît un travail d'Haberer et Clairmont (1), sur la destinée du moignon du cystique après la cholécystectomie.

Ces auteurs ont opéré 13 animaux : 7 chiens, 5 chats et 1 chèvre ; ils les ont sacrifiés entre le 18ᵉ jour et le 7ᵉ mois. Dans 11 cas, la ligature du cystique a été faite à une cer-

(1) HABERER et CLAIRMONT. Experimentelle Untersuchungen über das Verhalten des Cysticusstumpfes nach der Cholecystektomie. *Langenbecks Archiv*, 1904. Bd. XXIII, n° 3.

taine distance du cholédoque : il y a toujours eu une dilatation du moignon cystique, présentant très nettement l'aspect d'une vésicule néoformée, sauf dans un cas (cas 10, chèvre) ou la dilatation est à peu près insignifiante. Dans ce dernier cas, l'animal avait été sacrifié au bout d'un mois et demi seulement ; cependant chez des chats sacrifiés au bout de 18 jours (cas 11 et 12), le receptaculum néoformé est parfaitement constitué. Dans les deux cas (cas 2, chien sacrifié au bout de 7 mois, et cas 3, chat sacrifié au bout de 6 mois), où le canal cystique avait été enlevé en entier avec la vésicule, on ne trouve pas trace de réceptacle néoformé. Mais, alors que dans le cas 2, le cholédoque, au niveau de l'embouchure du cystique, est légèrement soulevé en une saillie ampullaire, dans le cas 3, on ne trouve aucune trace de dilatation.

Ces constatations rappellent celles d'Oddi. Mais, alors que cet auteur parlait de dilatation portant sur l'ensemble des voies biliaires, Haberer et Clairmont rapportent seulement un fait de dilatation partielle (cas 2), survenu au point d'abouchement du cystique dans le cholédoque.

Ils arrivent alors à cette conclusion que, si on laisse une portion de cystique au cours d'une cholécystectomie, cette portion de cystique peut se dilater et former une nouvelle vésicule où la bile tendra à s'accumuler.

Nous avons tenu à vérifier ces résultats en raison de l'importance qu'on doit leur attribuer dans la question des récidives qui surviennent après la cholécystectomie.

§ 4. — Recherches personnelles.

Nous n'avons employé que des chiens comme sujets d'expérience. La plupart étaient de petits chiens de 6 à 15 kil.

Soins pré- et post-opératoires. — Dans tous les cas nos animaux ont été préparés de la même façon : bain la veille, diète le jour de l'opération. Après l'opération, ils ont été isolés pendant une semaine ; on leur a donné à boire de l'eau dès le lendemain, et les jours suivants ils ont eu, soit du lait, soit de la pâtée.

Anesthésie. — L'anesthésie a toujours été la même. Un quart d'heure avant le début de l'intervention, on a fait à l'animal une injection hypodermique à la face interne de la cuisse, de la solution suivante :

Chlorhydrate de morphine...	1 gr.
Atropine....................	0,01 gr.
Eau.........................	100 gr.

On injecte 1 cm^3 par kil. d'animal. On obtient une somnolence qui permet de fixer le chien sur la table opératoire sans qu'il s'agite.

Quelques bouffées de chloroforme complètent l'anesthésie au moment où commence l'opération. Au cours de celle-ci, on donne quelques gouttes, à intervalle plus ou moins long. Les chiens prennent une dose très faible de chloroforme et cependant l'anesthésie a toujours été suffisante et nous n'avons jamais eu d'accidents ni opératoires, ni post-opératoires, imputables à ce mode de narcose.

Mode opératoire. — Le chien est fixé sur la table d'opération, la région dorso-lombaire reposant sur un gros billot, de façon à obtenir une lordose très accentuée qui entraine en haut la face intérieure du foie, dégageant la zône sus-mésocolique de l'abdomen. Toutes les précautions aseptiques sont prises : la peau de l'animal est lavée, rasée, passée à l'alcool, et des champs bouillis limitent la région opératoire.

a) *Incision de la paroi.* — Chez tous nos chiens (sauf le premier), nous pratiquons une laparotomie médiane, incisant la paroi suivant une ligne de 8 à 10 ^{cm} à partir de l'appendice xiphoïde.

Haberer préférait l'incision pararectale droite, estimant qu'elle rendait plus facile la découverte et le dégagement de la vésicule. Tel n'est pas notre avis. En effet, chez notre premier sujet d'expérience, nous avions pratiqué cette incision pararectale droite : mais, arrivé dans le péritoine, nous avons été très gêné pour aller à la recherche de la vésicule, car le rebord costal est très oblique chez le chien et cache singulièrement cet organe qui, perdu dans les lobes multiples du foie, est en réalité le plus souvent beaucoup plus près de la ligne médiane que du bord externe du muscle droit.

L'incision médiane a, en outre, l'avantage de ne pas traverser de couche musculaire, alors que l'incision pararectale sectionne une couche musculaire prépéritonéale. De ce fait l'incision médiane est plus exsangue, ce qui est un gros avantage, quand on a affaire à des animaux de petite taille.

b) *Cholécystectomie.* — Le péritoine étant ouvert, on

aperçoit tout de suite les lobes du foie ; parmi eux la vésicule relativement grosse, apparaît surtout quand ces lobes, soulevés par la poussée inspiratoire, s'écartent et la dégagent. Nous l'avons toujours trouvée tendue par son contenu (peut-être parce que l'animal était à jeûn depuis 24 heures). On la saisit avec un petit clamp courbe qui l'amène à l'extérieur ; confiant le clamp à l'aide, on incise très délicatement le feuillet péritonéal sur la vésicule, le long du sillon de réflexion hépatovésiculaire. Ceci fait, réclinant en haut le foie, on dégage la vésicule de son lit avec le doigt : parfois quelques tractus conjonctifs veulent être sectionnés aux ciseaux. On arrive ainsi jusqu'au col de la vésicule et au cystique, toujours plus facile à décoller que le fond. Avec un fil de soie (parfois de catgut), on lie le canal cystique soit isolément, soit avec l'artère au point voulu : on met une pince de Kocher à bonne distance pour que la bile ne s'écoule pas au moment de la section, et on coupe le cystique au-dessus de la ligature.

Quand on veut faire porter sa ligature au ras des voies biliaires principales, on demande à l'aide d'attirer au dehors la vésicule : le cystique transmet la traction aux canaux biliaires qui, maintenus à leurs extrémités, se coudent. Il est alors très facile de placer sa ligature au sommet même de l'angle, c'est-à-dire, exactement au contact des canaux principaux.

c) *Fermeture de la paroi.* — La paroi a toujours été refermée en trois plans. Nous nous sommes arrêtés, après plusieurs essais, au procédé suivant qui nous paraît le meilleur :

Un surjet au catgut sur le péritoine : ce péritoine est

très graisseux et exubérant, il cède sous le fil et il est bon de prendre, en même temps que lui, l'aponévrose postérieure des droits.

Deuxième surjet au catgut, musculo-aponévrotique.

Sutures à la soie de la peau à points très rapprochés.

Dans certains cas nous n'avons pas mis de pansement ; dans d'autres, nous avons mis quelques compresses stérilisées, maintenues par une bande plâtrée.

La durée totale de l'opération n'a pas excédé 10' à 15 minutes, dans tous les cas où nous avons pratiqué la simple cholécystectomie.

Après l'opération. — Les chiens ont été mis dans une cage où ils ont été surveillés pendant une semaine, puis on les a envoyés au chenil où ils ont vécu de la nourriture commune jusqu'au jour où ils ont été sacrifiés.

Rien d'anormal dans leurs fonctions digestives : pas de vomissements, appétit excellent, selles normales. Les urines ont été examinées chez l'un d'eux tous les jours pendant la semaine qui a suivi l'opération; chez d'autres, à des époques différentes. On n'a *jamais trouvé*, ni pigments biliaires, ni urobiline, malgré des recherches extrêmement précises. La plupart de nos animaux ont été sacrifiés vers la fin du mois de décembre (chloroforme). Immédiatement après leur mort, on a prélevé deux fragments de foie sur chacun d'eux : l'un était fixé au sublimé, l'autre au liquide de Boin. L'examen histologique a été confié au Dr Rubens-Duval.

Quelques heures après, les voies biliaires ont été injectées à la gélatine. Pour cela, après avoir ouvert le duodénum, au niveau de sa deuxième portion, on introduit la canule de la seringue à injection dans la terminaison du cholédoque. On passe, en même temps, un fil autour de ce canal, au ras du duodénum. On pousse l'injection progressivement : quand les canaux apparaissent bien remplis, on serre le nœud et on retire la seringue lentement, le nœud serrant à fond dès que la canule n'est plus dans le cholédoque, afin d'éviter l'échappement de la gélatine.

Chien 1 (normal). — Avec nos chiens cholécystectomisés, nous avons, le même jour, sacrifié un *chien normal* dont nous avons éga-

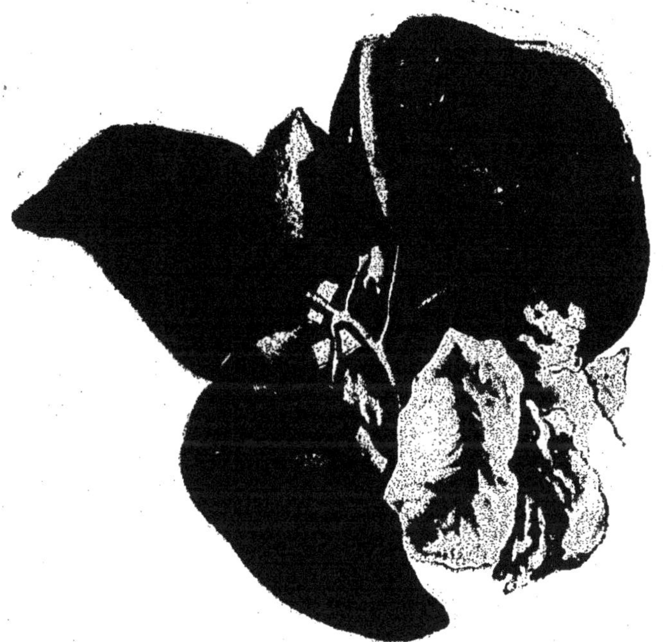

FIG 1.

lement prélevé deux fragments de foie; après avoir placé une ligature sur le cystique, sans enlever la vésicule, nous avons injecté les voies biliaires sous une faible pression : foie et voies biliaires serviront de types.

Sans nous étendre sur l'anatomie du foie chez le chien, nous ferons remarquer (fig. 1) que ce foie est multilobé et que, par suite, la disposition des voies biliaires est très différente de celle de l'homme. On ne peut parler d'un canal hépatique, car il y en a, en réalité, six à huit. Quant au cholédoque, il paraît se former au confluent du canal cystique et de deux canaux hépatiques. Au cours de son trajet, il reçoit plusieurs canaux hépatiques collatéraux.

Chien 2. — Chienne jaune clair, poids : 10 kil.

Cholécystectomie le 10 juillet 1908 : ligature du cystique *au ras du cholédoque*.

Suites opératoires : rien à signaler.

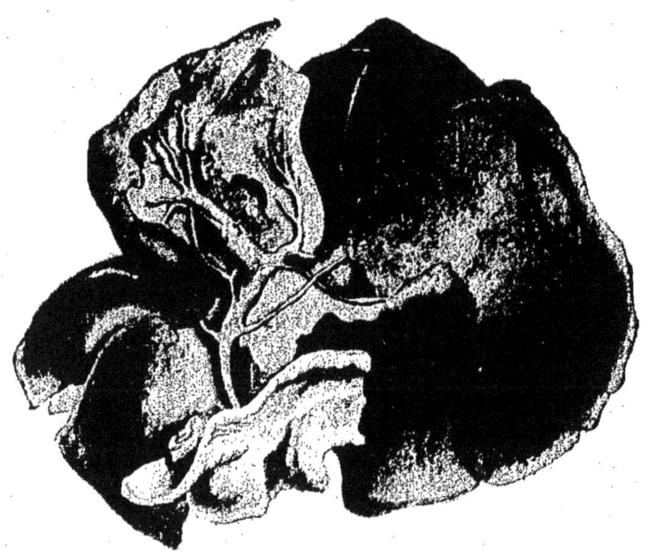

Fig. 2.

L'animal est sacrifié le 19 décembre 1908 : injection à la gélatine des voies biliaires, sous pression moyenne.

Examen de la pièce : pas de moignon cystique, mais une dilatation légèrement marquée du carrefour hépato-cholédoco-cystique. Les canaux hépatiques sont un peu dilatés, les voies biliaires intra-hépatiques paraissent normales (fig. 2).

Examen histologique du foie : les voies biliaires, tant intra- qu'interlobulaires *ne sont pas dilatées*, si on les compare à celles du chien pris pour type. Les cellules hépatiques qui entourent l'espace porte sont normales; celles qui entourent l'espace sus-hépatique, sont plus volumineuses, leur protoplasma est plus clair, souvent vacuolaire. Plus souvent aussi qu'à l'état normal, elles sont munies de deux noyaux.

Chien 3. — Chienne noire, taches feu, poids : 9 kil. 500.

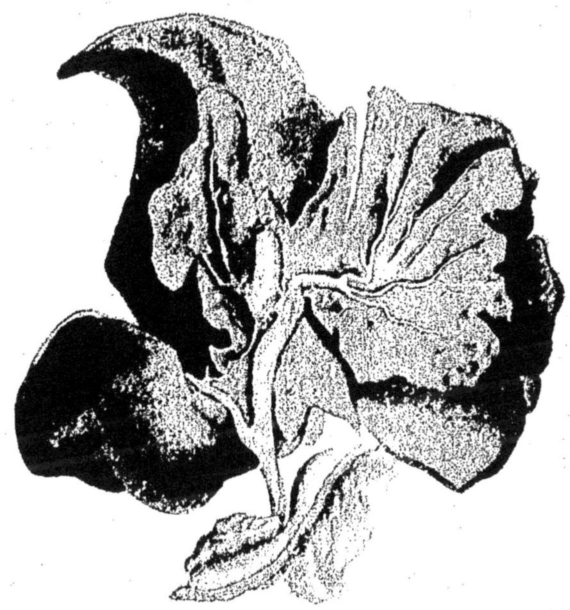

FIG. 3.

Cholécystectomie le 10 juillet : ligature du cystique à *1 centim. du cholédoque.*

Suites opératoires : rien à signaler.

L'animal est sacrifié le 19 décembre.

Injection à la gélatine, le même jour, sous forte pression.

Examen de la pièce : grosse dilatation du moignon, ainsi que du carrefour hépato-cholédo-cystique. Canaux hépatiques légèrement dilatés, surtout à leur terminaison dans le canal commun (fig. 3).

Examen histologique du foie : les voies biliaires intra- et interlobulaires *ne sont pas dilatées* : les cellules hépatiques sont modifiées comme celles du chien précédent, non seulement dans le territoire centrolobulaire sushépatique, mais encore dans la presque totalité du lobule, de sorte que seules les cellules de la périphérie du lobule groupées autour de l'espace porte, sont absolument normales. Les veines portes sont dilatées et congestionnées.

Chien 4. — Chienne jaune à longs poils, poids : 9 kil.

Cholécystectomie le 23 juillet : on place très exactement la ligature *au ras du cholédoque.*

Suites opératoires : rien à signaler.

L'animal est sacrifié le 19 décembre.

Injection à la gélatine le même jour, sous forte pression.

Examen de la pièce : pas de modification du côté de la ligature du cystique, absolument aucune dilatation ampullaire, mais dilatation de l'ensemble des voies biliaires extra-hépatiques et particulièrement du carrefour hépato-cholédo-cystique.

Examen histologique du foie : Le foie peut être considéré comme absolument normal, les canaux biliaires interlobulaires et ceux de l'espace porte ne sont augmentés, ni de nombre, ni de volume. Leur épithélium est normal ainsi que tout le reste de leur paroi. Les canalicules biliaires intra-lobulaires *ne sont pas dilatés.* Les cellules hépatiques sont normales.

Chien 5. — Petite chienne noire et blanche, à poils longs. Poids : 5 kil.

Cholécystectomie le 23 juillet : ligature du cystique *à quelques millimètres à peine du cholédoque.*

26 juillet : on trouve l'animal mort dans sa cage.

Autopsie : pas de péritonite, pas de sang dans l'abdomen. Cause de la mort indéterminée.

Injection à la gélatine sous forte pression, 48 heures après la mort.

Examen de la pièce (*fig.* 4) : dilatation du carrefour hépato-cholédo-cystique qui est représenté par trois bosselures, l'une d'entre elles répondant au court moignon cystique. Sur les canaux hépatiques, dilatations au point d'abouchement de leurs branches.

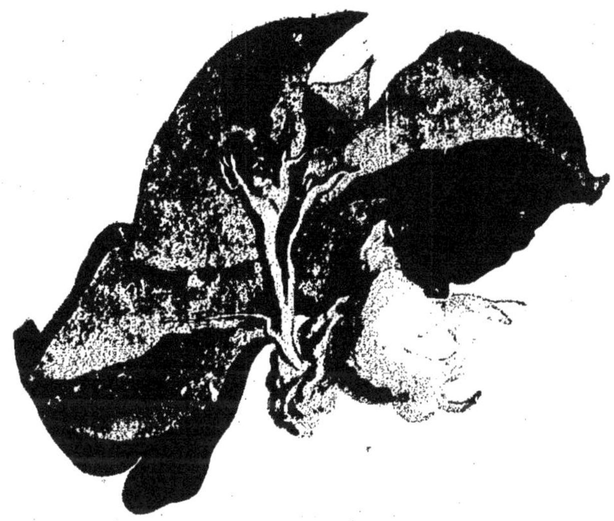

FIG. 4.

La dissection a permis de constater, au niveau du lit vésiculaire, la présence d'un foyer hémorragique qui était passé inaperçu à un premier examen, car les bords de la loge s'étaient soudés au lobe voisin.

L'examen histologique n'a pas été fait.

Chien 6. — Chien à poil ras jaune et blanc. Poids : 10 kil.
Cholécystectomie le 23 septembre.
Ligature du cystique *à quelques millimètres du cholédoque.*
L'animal est sacrifié le 28 septembre.
Injection le même jour.

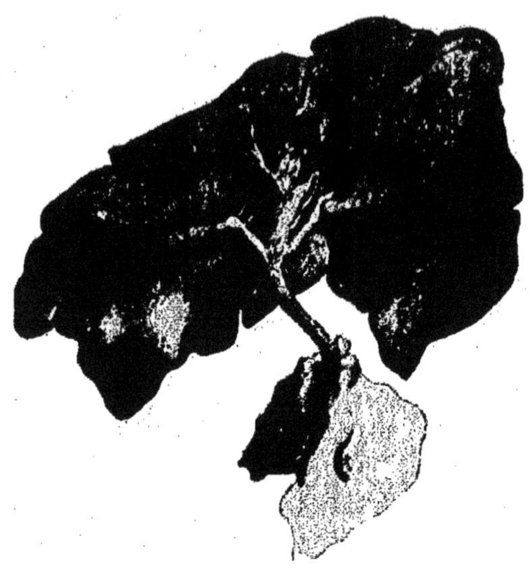

Fig. 5.

Examen de la Pièce : cette injection a été faite sous faible pression. Néanmoins, le moignon du cystique est nettement dilaté, présentant un aspect fusiforme (fig. 5). Le reste des voies biliaires extra-hépatiques paraît peu dilaté.

Pas d'*examen histologique.*

Chien 7. — Petit chien noir et feu à poil ras. Poids : 5 kil. 500.
Cholécystectomie le 20 octobre : ligature du cystique *au col même de la vésicule.*

Suites opératoires : la peau, suturée aux crins, cède, et on doit la recoudre.

L'animal est sacrifié le 19 décembre.

Injection à la gélatine, le même jour : pression moyenne.

Examen de la pièce : grosse dilatation du moignon (*fig.* 6). Cholédoque uniformément dilaté dans la portion qui est au-dessus de l'abouchement du canal hépatique le plus inférieur, les canaux hépatiques sont à peine augmentés de diamètre à leur terminaison dans le canal commun.

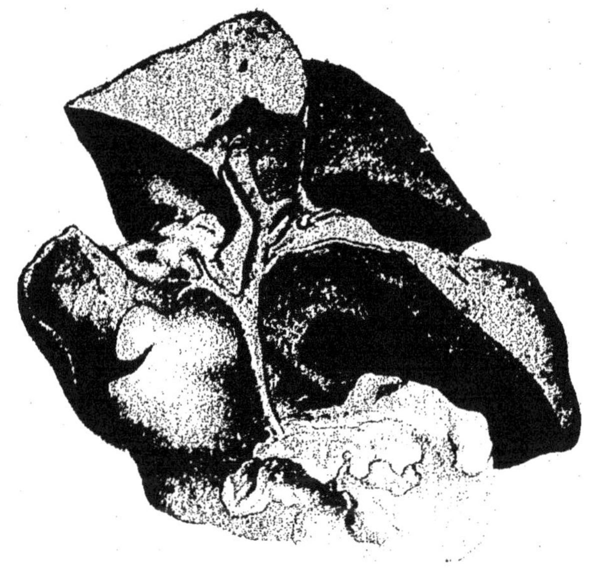

FIG. 6.

Examen histologique : le foie montre, au niveau de l'espace porte des conduits biliaires un peu plus volumineux que dans le foie témoin, mais sans doute est-ce dû à ce que la coupe a été faite en un point plus voisin du hile, car les canalicules biliaires *ne sont absolument pas dilatés*. Les cellules hépatiques sont normales, sauf celles qui avoisinent la veine sus-hépatique, qui présentent un état vacuolaire de leur protoplasma.

Nous avons encore examiné les voies biliaires de chiens à qui nous avions enlevé la vésicule au cours d'opérations plus complexes, dans le but de surveiller l'écoulement de la bile dans le duodénum chez les animaux cholécystectomisés.

Chien 8. — Opéré le 6 novembre.

Cholécystectomie : ligature *à quelques millimètres du cholédoque*, section après écrasement de la deuxième portion du duodénum, au-dessus et au-dessous de la terminaison du cholédoque. Fermeture en bourse des bouts supérieur et inférieur. Gastro-entérostomie postérieure. Fixation à la peau de la portion isolée du duodénum.

Mort au bout de 36 heures.

Injection à la gélatine des voies biliaires : dilatation des voies biliaires extra-hépatiques et du moignon du cystique.

Chien 9. — Opéré le 30 novembre.

Cholécystectomie : ligature *au niveau du col de la vésicule*. Section du duodénum au-dessus et au-dessous de la terminaison du cholédoque. Fermeture du bout inférieur. Duodéno-duodénostomie termino-latérale. Fixation à la peau de la portion isolée du duodénum.

Mort au bout de 48 heures.

La pièce *n'a pas été injectée* : on remarque cependant que le diamètre du cystique est supérieur à celui du cholédoque, ce qui traduit une dilatation très notable.

L'examen histologique du foie n'a été pratiqué dans aucun de ces deux cas.

Si maintenant nous résumons les résultats de ces expériences, nous voyons que :

1° En ce qui concerne la dilatation du moignon, nous

ne pouvons que confirmer les résultats d'Haberer et Clairmont et conclure avec eux que, dans la cholécystectomie idéale, la ligature du cystique doit porter au ras du cholédoque.

En effet, chaque fois que le fil de ligature porte *à quelque distance de la terminaison du cystique,* il se produit *une dilatation* (Fig. 3, 4, 5, 6) que l'on met en évidence, quelle que soit la pression donnée à l'injection.

Chaque fois que le fil de ligature est placé *au ras du cholédoque,* il ne se produit *aucun diverticule* (Fig. 2 et chien n° 4 non dessiné).

Mais nous ferons remarquer que nous avons toujours trouvé les canaux communs et hépatiques dilatés, alors qu'Haberer et Clairmont signalaient seulement une légère dilatation des voies biliaires principales dans un seul de leurs cas.

En outre, même chez nos animaux morts ou sacrifiés peu de temps après l'opération (36, 48 heures, etc.), nous avons observé cette dilatation (aussi bien celle du moignon que celle portant sur les canaux hépatiques), qui dans tous les cas, nous a paru aussi considérable que les dilatations de vieille date.

Ces deux constatations n'ont rien qui doive surprendre, puisque les voies biliaires principales vont tenir lieu de réservoir, et cela immédiatement après l'opération.

2° La dilatation porte exclusivement sur les voies biliaires extra-hépatiques :

Dans aucun des cas examinés microscopiquement (n°ˢ 2, 3, 4 et 7) *on n'a pu constater la moindre dilatation inter- ni intra-lobulaire.*

Les modifications cellulaires signalées (n°s 2, 3 et 7) témoignent peut-être d'une surcharge graisseuse ou glycogénique, mais ne paraissent avoir aucun rapport avec la stase (opinion du Dr Rubens-Duval).

Il semble donc que l'augmentation de pression due à la stase de la bile dans les voies biliaires principales, ne s'est pas fait sentir dans les canaux profonds. Le fonctionnement de la cellule hépatique n'a pas été troublé. Aucun phénomène de résorption ne s'est manifesté, comme en témoigne l'examen des urines de nos animaux cholécystectomisés, qui a toujours été négatif.

Nous pouvons donc conclure que la cholécystectomie ne modifie pas le fonctionnement de la sécrétion hépatique et dire avec Stieda : « On peut se passer de vésicule biliaire, comme le prouvent les expériences sur l'animal, l'absence congénitale, l'état pathologique et les résultats opératoires (1). »

(1) STIEDA. Beiträge zur Chirurgie der Gallenwege, *Beitr. zur klin. Chir.*, 1905, p. 654-736, XLVII.

DEUXIÈME PARTIE

PATHOLOGIE

CHAPITRE PREMIER

Rôle de la vésicule dans la lithiase

Nous n'avons point l'intention d'envisager dans tous ses détails la pathogénie de la lithiase biliaire. Nous voulons seulement essayer de mettre en lumière l'importance du rôle de la vésicule.

Les travaux modernes nous amènent à cette conclusion que la cholelithiase est une maladie locale, affectant les voies biliaires et plus spécialement le vésicule. L'idée n'est pas neuve, puisque, déjà en 1862, Frerichs (1), s'élevant contre l'existence d'une diathèse générale, estimait que les calculs résultaient de *troubles locaux* et d'ordre purement mécanique, et que Meckel (2) (1860) établissait

(1) Frerichs. *Traité des maladies du foie*, Paris, 1865.
(2) Meckel. *Mikrogeologie*, Berlin, 1866.

sa théorie du *catarrhe lithogène*. Mais c'est surtout Naunyn, de Strasbourg (1) (1892), qui vient affirmer l'origine infectieuse de la lithiase, que Galippe avait entrevue en 1886, et que Létienne (2) paraissait également admettre (1891). Cette hypothèse reçut une preuve éclatante dans les travaux de Mignot, qui présentait, en mai 1897, à la Société de Chirurgie (3), une série de calculs obtenus expérimentalement par infection de la vésicule biliaire chez des cobayes, résultat confirmé par MM. Gilbert et Fournier (4) (10 octobre 1897).

La même année, au Congrès de la British Medical Association, William Hunter (5), à propos des causes de la lithiase, termine par cette conclusion : « La cholélithiase est une maladie locale, favorisée par la stagnation de la bile et ayant pour origine une infection microbienne ou une irritation déterminée par l'élimination des produits de désassimilation. » Hunter admet ainsi un troisième facteur par lequel il essaie d'expliquer la prédisposition de certains individus à faire de la lithiase.

D'autres auteurs donnent encore une plus large part à ce facteur diathésique. C'est ainsi que Herster, rapporté par Kelly (6), qui partage en ce sens son opinion, s'exprime de la façon suivante : « Il est bien évident que les calculs biliaires résultent de dérangements constitutionnels, qui

(1) NAUNYN. *Klinikder Cholelithiasis*, Leipzig, 1892.
(2) LÉTIENNE. *De la bile à l'état pathologique*. Thèse de Paris, 1891.
(3) MIGNOT. *Bull. Soc. Chir*, 1898, n° 7. Rapp. Hartmann.
(4) GILBERT et FOURNIER. *Bull. Soc. Biol.*, 10 octobre 1897.
(5) WILLIAM HUNTER. On Cholelithiasis, *Brit. Med. Journ.*, 30 octobre 1897, p. 1235.
(6) KELLY. Certain remote consequences of infections of thy biliary tract *Amer, Journ. Med. Sc. N.-Y.*, 1906. 132, page 745.

ne sont pas en rapport avec des invasions de la vésicule biliaire par des micro-organismes. D'autre part, il est certain que la cholestérine de la bile peut être considérablement augmentée par des irritants locaux non en rapport avec l'infection, et il est probable que les conditions locales nécessaires pour une telle augmentation sont causées quelquefois par des désordres purement métaboliques. Bien que les calculs biliaires soient ordinairement le résultat d'une infection locale, nous ne devrions pas en tirer la conclusion qu'ils n'ont jamais une origine diathésique. Tout au moins, il est très probable que les conditions diathésiques sont capables d'altérer la composition de la bile au point de favoriser matériellement la production de calculs, s'il existe des activités bactériennes locales appropriées. »

Beer (1) croit également que les facteurs de Naunyn (stagnation de bile et inflammation) ne sont pas suffisants par eux-mêmes pour produire des calculs et qu'ils forment des calculs seulement chez les gens destinés à en avoir.

Et Körte, dans l'introduction de ses Beiträge zur Chirurgie der Gallenwege, dit encore : « Il y a beaucoup de raisons pour que, chez l'homme, à ces deux causes s'en joigne une troisième que nous ne pouvons ranger que dans le domaine des dispositions individuelles ou diathésiques. »

Quelle que soit la valeur de ces hypothèses, il n'en est pas moins vrai que nous devons reconnaître deux causes lithogènes essentielles : la *stase de la bile* et *l'infection*.

(1) Beer, Concerning the causes of gallstones, *Amer. J. Med. Sc.*, 1905 CXXX, p. 432.

Cette opinion, appuyée encore sur les recherches de Miyake (1), d'Ehret et Stolz (2), est généralement adoptée aujourd'hui.

§ I. — Vésicule centre de formation des calculs.

1° *Stase.* — La vésicule est admirablement placée pour assurer cette stase biliaire propice à l'infection. En effet, nous avons vu que, non seulement la bile y séjourne dans l'intervalle des digestions, mais même qu'elle ne s'évacue pas complètement au moment où le sphincter du cholédoque, sollicité par le passage des aliments dans le duodénum, s'entrouve et la laisse écouler.

L'anatomie nous apprend (Charpy, *traité d'anatomie* 1900, page 772) que la vésicule biliaire est dirigée d'avant en arrière, *de bas en haut* et de droite à gauche. Cette obliquité est encore augmentée dans certaines conditions individuelles tenant à la présence d'un mésocyste, à un prolapsus viscéral, à la compression extérieure du foie (corset) qui abaissent le bord antérieur de la glande et par suite le fond de la vésicule.

La bile, dans tous les cas, pour atteindre le cystique, devra subir une force ascensionnelle résultant de la contraction des fibres lisses de la vésicule. Or le pouvoir contractile des voies d'excrétion peut s'atténuer dans cer-

(1) MIYAKE. *Mitt. a. d. Grenzg. der Med. und Chir.* Bd. VI, page 479.

(2) EHRET et STOLZ, Experimentelle Beiträge zur Lehre von der Cholelithiase. *Mitt. a. den Grenzg d. Med. u. Chir.* Bd IV, Heft 3; Bd VII, Heft 2 et 3; Bd VIII, page 623 et Bd X.

taines conditions. C'est ainsi que les fibres lisses s'atrophient avec la vieillesse et « Charcot a démontré cette atrophie dans les parois de l'appareil biliaire des vieillards » (1). Les maladies infectieuses, en particulier, la fièvre typhoïde, provoquent une atonie de cet appareil et favorisent la stase.

De plus, la disposition du cystique dont le calibre est tourmenté et singulièrement retréci par les valvules de Heister, disposées ainsi que les écluses d'un canal, empêche l'évacuation de se faire brusquement, comme elle se ferait si le réservoir biliaire s'ouvrait directement dans le cholédoque par un orifice large, ou se déversait par un conduit de calibre régulier. Il s'ensuit que l'écoulement de la bile va se faire lentement, par progression, sous l'influence des contractions vésiculaires. Par conséquent, pas de courant violent, qui pourrait entrainer de petites concrétions déjà existantes ou chasser vers l'intestin les microbes peu virulents qui ont pu arriver dans le réservoir, soit par voie sanguine, soit en remontant le cours de la bile.

Les expériences de Mignot (2) ont, en effet, établi que, pour obtenir expérimentalement des calculs biliaires, il faut que la virulence des microbes employés soit aussi atténuée que possible. L'auteur est arrivé à obtenir cette atténuation, en habituant le microbe à vivre dans la bile : pour cela il le cultive pendant des mois dans de la bile additionnée de quantités de plus en plus faibles de bouil-

(1) GILBERT et FOURNIER. Pathogénie de la lithiase biliaire. *Presse Médicale* 1898, p. 276.

(2) MIGNOT. Origine microbienne des calculs biliaires *Arch. Gén. Méd.* 1898, P. 129 et 263.

lon ou de sérum ascitique. C'est ce parasite à peine virulent dont il injecte la culture dans la vésicule. Il reproduit ainsi vraisemblablement ce qui se passe dans la lithiase pathologique, qui évolue sans aucune réaction, témoignant du peu de virulence des bacilles qui la font naître. Comment donc ces bacilles si peu virulents se grefferaient-ils sur la muqueuse des voies biliaires, si la bile pouvait s'évacuer brusquement et en masse vers l'intestin ? A coup sûr ils seraient balayés tôt ou tard ; c'est certainement ce qui a lieu au niveau des canaux hépatiques et cholédoque, où le courant biliaire, au moment de la chasse, ne subit aucun obstacle. Et voilà sans doute une des causes qui expliquent comment la vésicule devient un centre de formation des calculs.

Mais la bile vésiculaire est, en outre, une bile épaisse, moins fluide que la bile hépatique ; par suite elle s'écoulera naturellement de façon plus lente et contribuera à ralentir le flux biliaire que tendent à faire progresser les lentes contractions des fibres lisses du réservoir.

2° ***Infection.*** — Que va-t-il se passer si l'infection atteint la muqueuse de ce réservoir ? Naunyn (1) estime qu'il en résulte un gonflement catarrhal de la muqueuse vésiculaire, fournissant une secrétion muqueuse trouble, parsemée de cellules arrondies et provoquant une augmentation de cholestérine et de chaux. Cette augmentation de cholestérine ajoute un trouble mécanique qui augmente la stase. Mais surtout cette cholestérine va servir à fabriquer les calculs dont elle constitue la principale matière première.

(1) NAUNYN, cité par von BARDELEBEN, *Loc. cit*.... p. 19

En effet, les calculs les plus fréquents sont des calculs de cholestérine (954 sur 958 d'après la statistique de Ritter). Quelquefois elle est si abondante qu'elle forme la presque totalité du calcul ; dans les autres cas, les plus nombreux, elle est toujours prédominante et déposée en couches concentriques autour d'un noyau central constitué par un sel calcaire de bilirubine. Les calculs formés de pigments seuls, fréquents chez le bœuf, sont rares chez l'homme (3 sur 958) et les calculs minéraux (carbonate de chaux, phosphate, etc.) tout à fait exceptionnels (1 sur 958).

Ainsi la chimie nous montre que la lithiase biliaire se résume dans la *précipitation à l'état insoluble* de certains constituants normaux de la bile, cholestérine et pigments biliaires.

Prenons le cas le plus fréquent. La bilirubine et la chaux ne sont pas associées dans la bile, et la simple concentration de ce liquide ne suffit pas pour opérer cette combinaison, pas plus que l'addition d'un excès de chaux. Mais la présence de l'albumine détermine la précipitation de la bilirubine de ses solutions sous l'influence de quelques gouttes de chaux (Naunyn). La présence de l'albumine dans les voies biliaires favorisera la formation de concrétions de bilirubine calcaire ; or cette condition se trouvera remplie dans les cas de catarrhe des voies biliaires, la désintégration de l'épithélium fournissant l'albumine nécessaire.

La bilirubine se précipite donc grâce à une destruction épithéliale survenant dans les états inflammatoires de la vésicule ou des voies biliaires intrahépatiques. Dans ce dernier cas, les concrétions, toujours de petit volume, sont entraînées par le courant et expulsées vers l'intestin, ou elles remontent avec le reflux jusque dans la vésicule.

C'est, en tout cas, dans ce réservoir, que les calculs vont se charger de cholestérine et atteindre des dimensions parfois considérables. Par quel mécanisme la cholestérine va-t-elle se précipiter et se déposer en couches successives autour du noyau primitif? C'est là un problème qui n'est pas encore suffisamment élucidé. Cependant il est un fait qui tend à prouver que cette précipitation de la cholestérine ne se produit pas sans infection préalable de la bile qui la contient. En effet, Mignot, dans ses expériences I, II, III, IV (*Arch. Méd.* 1898) montre qu'un corps étranger aseptique, déposé aseptiquement dans une vésicule biliaire, ne provoque aucune précipitation. Duranton (1) dans sa thèse, rapporte une expérience semblable et aboutit au même résultat. Il faut alors que ce corps étranger ait apporté avec lui les agents microbiens nécessaires à l'infection de la vésicule, à moins de supposer, (ce qui est le cas constant dans les calculs de cholestérine pure), que le noyau initial a pris naissance dans le réservoir lui-même.

La cholestérine, qui est normalement en proportion de 1 à 1,5 gr. 0/00 va alors augmenter sous l'influence de l'infection de la muqueuse vésiculaire (Naunyn), et alors on peut voir (Mignot, *Loc. cit.* p. 273) cette muqueuse rouge enflammée, couverte d'une boue biliaire plus ou moins épaisse et formée surtout de cholestérine précipitée.

(1) Duranton. *La Cholestérine et ses conditions de précipitation.* Th. Paris, novembre 1908.

Les concrétions primitives, roulées dans cette boue biliaire s'enrobent de couches successives de cholestérine plus ou moins colorée et la formation des calculs dans les voies biliaires est, à cette phase, « absolument pareille à la formation des dragées dans les bassines des confiseurs ».

Pour ce qui est des calculs de cholestérine pure, on peut supposer que, dans certains cas, la cholestérine se trouvant à saturation dans le liquide biliaire, cristallise. Il se passe un fait analogue à celui qui se produit quand, par suite de l'évaporation du dissolvant, une solution devient saturée et le sel cristallise. C'est par exemple, ce que l'on observe pour le sel en dissolution dans l'eau de mer.

Mais un autre fait est intéressant Etant donnée une solution, on peut l'amener à son point de saturation sans que son sel cristallise : elle se trouve alors dans un état instable et, si l'on projette dans cette solution mère un corps étranger quelconque, immédiatement la cristallisation du sel se produit.

Si donc Mignot, Duranton, avaient introduit un corps étranger dans une bile contenant de la cholestérine à saturation, il est probable que sa présence, détruisant un équilibre instable, eût amené la cristallisation de cette cholestérine, même si ce corps avait été préalablement aseptisé.

Mais, pour que cette saturation se produise dans la bile humaine, il faut qu'il y ait excès de cholestérine. Et comme cet excès de cholestérine ne peut résulter que de l'inflammation de la muqueuse qui la produit, c'est-à-dire, de la muqueuse vésiculaire, nous arrivons à cette conclusion, que la vésicule biliaire préside, d'une façon générale, à la formation des calculs.

§ 2. — Vésicule réceptacle de calculs.

Quelle que soit son origine, le premier calcul formé, si un flot biliaire un peu ··lent ne l'entraîne pas vers le cholédoque, restera dans la vésicule, et alors on assiste à l'évolution d'un calcul solitaire qui, se chargeant de couches successives, arrivera à acquérir des dimensions considérables et pourra occuper toute la cavité de son réservoir; ou bien, se logeant dans le col de la vésicule, il interceptera l'arrivée du liquide hépatique calcul enclavé.

Plus souvent, les calculs sont multiples : quand un ou plusieurs calculs durs sont dans la vésicule, les concrétions molles, qui se forment désormais, sous l'influence des mouvements actifs ou passifs des parois, pressées contre elles-mêmes et contre les concrétions solides déjà existantes. Ces calculs multiples, aplatis par leur face de contact, prennent un aspect spécial et sensiblement identique, ce qui a fait supposer que tous ces calculs qu'on trouve dans une vésicule sont du même âge.

En réalité, tant que la bile peut se renouveler autour d'eux et que la fermentation microbienne continue, les calculs se chargent de cholestérine; mais, si cette fermentation cesse, la précipitation s'arrête et les calculs cessent également leur accroissement. Mais il est possible que la durée de leur formation et de leur accroissement soit fort longue. Nous ne pouvons le savoir d'une façon absolue, puisque nous n'avons pas de notions exactes sur le début, qui évolue généralement sans symptômes. Nous rapporterons seulement les faits suivants : Von Hansemann (1) a trouvé, sept mois après une opération faite par Hahn, deux calculs de $1^{cm}25$ et $0^{cm}53$, formés autour d'un fil pendant dans le duodénum.

Hehr (2) a vu, un an et demi après une opération sur la vésicule biliaire, des calculs mous qui s'étaient formés autour d'un fil de soie, mais n'avaient pas acquis la fermeté nécessaire.

J. Homans (3) a également constaté que, dans l'espace d'un an et demi, s'étaient formés autour de fils de soie, des calculs dont le plus grand mesurait $3^{cm}1$ sur $1^{cm}2$.

Et Mignot (1897-1898) put obtenir, entre autres expériences (Expérience 17 sur un chien) un calcul de $1^{cm}1$ sur $0^{cm}6$ de large qui avait mis six mois à évoluer.

En tout cas, ces calculs, arrivés à leur complet développement, vont séjourner dans leur réservoir et ils pourront y rester toute la vie, à moins que, trouvant le cystique perméable, ils ne réussissent à s'y engager, ou bien qu'une infection nouvelle survenant, ne détermine, au niveau de la vésicule, des désordres que leur présence ne fera qu'aggraver.

(1) Von HANSEMANN. *Virch. Arch.*, vol. 154, p. 380.
(2) KEHR. *Chir. Behandlung der Gallenkrank.*, 1896, p. 108.
(3) HOMANS. *Annals of Surgery*, juillet 1897, p. 114.

CHAPITRE II

Etat d'une vésicule lithiasique

Les calculs peuvent donc séjourner dans la vésicule sans déterminer aucun accident, sans même se manifester par le moindre signe. Cette latence de la lithiase paraît si fréquente que certains auteurs estiment à 95 % les cas qui passent inaperçus.

Est-ce à dire que ces vésicules ne présentent aucune altération de leurs tuniques? Certainement non. Nous avons admis que la lithiase vésiculaire résultait d'une inflammation de la tunique muqueuse de cette vésicule. Il est possible que cet état inflammatoire disparaisse et que calculs et bile deviennent aseptiques. Mais la présence de ces calculs va favoriser de nouvelles infections, comme le prouvent les expériences d'Ehret et Stolz; et celles-ci, pour n'être que passagères, n'en finiront pas moins par laisser des traces sur la muqueuse, d'autant plus que les frottements des calculs peuvent traumatiser cette muqueuse, l'ulcérer. La bile, se trouvant de plus en plus en état de stase, aura de la peine à s'évacuer, partant à entraîner les micro-organismes. Qu'un jour un calcul oblitère la voie d'échappement, ou que le cystique participant à l'inflammation, subisse un catarrhe qui obstrue sa lumière, ces micro-organismes vont pulluler tout à leur aise et la muqueuse subira des désordres plus graves : ce jour-là, la lithiase se manifestera par des phénomènes qui attireront l'attention du malade. Mais, depuis longtemps déjà, se produisait dans l'ombre un travail qui avait abouti à une altération profonde de la muqueuse, altération telle que la régénérescence parfaite de cette muqueuse n'est plus possible.

Macroscopiquement, les vésicules calculeuses, quand elles n'ont pas subi de crises répétées de cholécystite aiguë grave, quand il n'y a pas eu de péricholécystite, paraissent absolument saines. Mais l'examen microscopique montre qu'elles sont, au contraire, très modifiées dans leur structure, et que les altérations portent surtout sur la muqueuse.

Les travaux histologiques les plus importants qui ont été publiés jusqu'à ce jour sont ceux de Janowsky, de Möller (Kiel), de Törnquist (Lund), de Benda (de la clinique de Körte), d'Aschoff (1) (Marburg) (cas de la clinique de Kehr) et, enfin, d'Ehrhardt (2) (Königsberg).

Plus particulièrement les travaux d'Aschoff et d'Ehrhardt sont tout à fait remarquables. D'après Aschoff, la vésicule biliaire est constituée d'une paroi propre, d'une sous-séreuse lâche et riche en tissu conjonctif, et de la séreuse. Grâce à la laxité de la sous-séreuse, le péritoine peut être facilement détaché de la vésicule, quand il n'y a pas eu

(1) Aschoff. Bemerkungen zur pathologischen Anatomie du Cholelithiasis und Cholecystitis. *Verhandlungen der deutsch. Path.*, G. 1905.

(2) Ehrhardt. Beiträge zur pathologischen Anatomie und Klinik des Gallensteinleidens. *Arch. f. klin. Chirur.*, 1907, p. 1118.

de péricholécystite ; c'est sur ce fait qu'a été établie la technique de la cholécystectomie sous-séreuse. La paroi propre se compose elle-même de trois couches : muqueuse, musculaire et fibreuse. Cette dernière, dans laquelle cheminent les vaisseaux et les nerfs, est particulièrement importante, car, dans certains états pathologiques, elle s'hypertrophie considérablement pour lutter contre la perforation menaçante, et peut devenir le siège de processus inflammatoires particuliers. La musculaire est formée de fibres lisses, groupées en faisceaux, qui sont disposés sans ordre et s'entrecroisent à différents niveaux : les espaces laissés libres sont comblés de tissu conjonctif dans lequel s'engagent les vaisseaux pour atteindre la muqueuse. Celle-ci, vue par sa face interne, présente un aspect grillagé, dû à une série de plis disposés en un réticulum très délicat : ces plis sont plus profonds et déterminent des mailles plus larges vers le fond de la vésicule, ils sont plus superficiels et circonscrivent des mailles plus étroites vers le col. L'épithélium de la muqueuse est formé d'une seule assise de cellules cylindriques qui, pour certains auteurs (Virchow), présenteraient une bordure cuticulaire très nette.

Luschka, qui a le premier (1858), donné une description détaillée de l'anatomie du système biliaire, avait été frappé de constater le peu de glandes que possède la vésicule : il s'agissait de petites glandes plus ou moins diverticulées, ressemblant à des glandes en grappes, avec un conduit excréteur. Il estimait leur nombre à 9 à 15, et les avait surtout rencontrées autour du col. A côté de ces glandes véritables, il décrit des « organes creux » que l'on trouve dans les couches plus denses de la paroi vésiculaire et plus particulièrement sur la face qui est revêtue de péritoine. Ce sont des tubes de largeur différente, « qui s'anastomosent entre eux » et dont la paroi est formée d'une membrane basale à laquelle sont adossées des cellules arrondies : leur lumière contient des débris moléculaires et des granulations de pigments. Luschka ne leur a trouvé aucune connexion avec un organe quelconque, « pas même avec la cavité vésiculaire » : aussi les considérait-il comme des reliquats embryonnaires.

Les glandes décrites par Luschka n'ont pu être retrouvées par tous les auteurs. Nous avons vu plus haut que Kölliker ne les avait jamais vues, que Janowsky, Wels niaient leur existence, que Zenker les considérait comme très rares, puisque, dans de nombreuses préparations, il n'en avait pas trouvé plus de deux.

Müller ayant examiné à l'Institut anatomo-pathologique de Kiel, sous la direction de Heller, 20 vésicules normales et 5 calculeuses, n'avait jamais rencontré de glandes dans les vésicules normales; par contre, il en trouvait en abondance dans chaque coupe de vésicule calculeuse. N'ayant pu en expliquer la cause, ni déterminer lequel des deux éléments, glande ou calcul, apparaissait le premier, il supposait que les glandes étaient les premières en date, et que leur existence même avait déterminé la formation des calculs : elles fournissent, croyait-il, une secrétion fortement muqueuse qui empêche le libre écoulement de la bile et favorise la précipitation de ses éléments. Il n'y a pas de doute que Müller a pris pour des glandes vraies les formations épithélialesde Luschka.

Törnquist également n'a pu trouver de glandes dans 20 vésicules normales; par contre, sur 33 calculeuses, il en a rencontré 20 qui contenaient des glandes, et, parmi celles-ci, 17 présentaient des « glandes d'un type plus ou moins acineux, situées plus ou moins profondément dans la paroi ». Ce sont probablement encore des canaux de Luschka. Ces « glandes » si abondantes dans les vésicules calculeuses, seraient le résultat d'une production active déterminée par l'action irritante de l'infection et des calculs. Il s'agirait là d'une véritable mesure de protection de la part de la vésicule qui cherche ainsi à augmenter sa surface productrice de mucus pour se protéger contre l'infection.

Sudler (anatomiste américain) a retrouvé, comme Luschka, des glandes muqueuses dans des vésicules normales. Il ne s'agirait que de petites glandes isolées sans grande importance au point de vue pathologique.

Aschoff a, enfin, apporté quelque lumière dans cette question : dans des vésicules normales, il n'a jamais trouvé de glandes vraies, ramifiées, dans le fond, mais il en a trouvé quelques-unes, isolées, dans le col et surtout dans le cystique. Quant aux formations décrites par Luschka, elles ne ressemblent en rien à des glandes : ce sont de simples dépressions de l'épithélium de la muqueuse qui existent presque toujours dans les vésicules normales, mais qui, dans ces cas, ne dépassent jamais la musculaire. Dans la lithiase vésiculaire, au contraire, ces tubes ou canaux de Luschka se multiplient par une prolifération active et, sous l'influence de la pression intravésiculaire, gagnent, de proche en proche, jusqu'à atteindre la séreuse. Aschoff a trouvé cette disposition particulièrement accentuée dans les cas de cholécystite chronique, et, dans ces cas, il a noté également une importante augmentation des glandes vraies. D'après lui, la richesse en canaux de Luschka et en glandes muqueuses est la conséquence de la cholécystite.

Ehrhardt a fait les mêmes constatations qu'Aschoff (1) : sur 6 vésicules normales, il n'a pu trouver que quelques glandes tubulées dans le col : il les considère comme des glandes muqueuses. Quant aux canaux de Luschka, ils existent dans le fond de toutes les vésicules biliaires, aussi bien sur la face revêtue de péritoine que sur celle qui regarde le foie. Ces canaux ou cryptes ne dépassent jamais la musculaire, mais pénètrent assez constamment dans les lacunes intermusculaires, Ehrhard a également examiné une quarantaine de vésicules calculeuses atteintes de cholécystite simple ou chronique. Les indications qu'il fournit sont très précises : « Les glandes muqueuses se multiplient sous l'influence de l'irritation inflammatoire chronique : elles ne se limitent plus, comme à l'état normal, à la région du col de la vésicule, mais s'étendent jusque sur le fond de cette vésicule et, dans quelques cas, elles peuvent être tellement abondantes, que l'on trouve, dans chaque coupe, une série de tubes glandulaires » (page 1123). La plupart du temps Ehrhardt a trouvé ces glandes en pleine secrétion, qui donnait une réaction muqueuse nette; et il accepte, en ce qui concerne les glandes, l'hypothèse

(1) L'étude histologique de 58 vésicules a donné à Rimann des résultats qui confirment également les observations d'Aschoff.

RIMANN. Beiträge zur Chirurgie und Pathologie der Cholelithiasis. *Beitr. z. klin. Chir.* 1908, t. LX, fasc. 3, novembre, p. 535 à 673.

d'Aschoff, c'est-à-dire qu'il attribue leur néoformation à l'irritation inflammatoire chronique. Quant aux canaux de Luschka, il les a toujours trouvés dans ces cas de cholélithiase, extrêmement abondants, et il les a vus se prolonger jusqu'à la séreuse : ce phénomène serait dû à la pression centrifuge qui s'exerce de l'intérieur de la vésicule, et la multiplication de ces canaux traduirait une prolifération active dépendant, comme pour les glandes vraies, de l'irritation inflammatoire chronique. Cette pénétration des canaux jusqu'au péritoine, se produit grâce à la disposition particulière de la couche musculaire. Nous avons vu que les faisceaux musculaires présentaient entre eux de larges lacunes comblées par des éléments de tissu conjonctif à travers lesquels on peut voir des vaisseaux qui vont à la muqueuse. Ces espaces constituent les points faibles de la paroi d'une vésicule normale. Mais quand la vésicule a été soumise à une inflammation chronique, ces espaces se sont multipliés, car le tissu conjonctif a proliféré aux dépens de la musculaire. Qu'une stase (bouchon de mucus, calcul oblitérant provisoirement ou définitivement le col) se produise : sous l'influence de la secrétion muqueuse qui continue à se faire dans la vésicule, la pression augmente dans l'intérieur de celle-ci, les parois se distendent, les faisceaux musculaires s'écartent ; en même temps les extrémités en culs-de-sac des canaux de Luschka, subissant l'excès de pression, forcent les points faibles, s'enfoncent jusqu'à la face profonde du péritoine. Là, ces extrémités se dilatent en forme de massue, tandis qu'apparaissent de nouvelles évaginations de la muqueuse, et que, des canaux déjà formés, naissent des diverticules latéraux.

Jamais Ehrhardt n'a vu ces canaux entrer en communication avec des canaux voisins comme l'avait décrit Luschka; mais il a constaté le fait suivant, dans les cas d'hydropisie, où les parois vésiculaires sont distendues au maximum et où les canaux ont pris un grand développement : si l'on vient à inciser la vésicule et à évacuer son contenu, les parois surdistendues s'affaissent, se rétractent, et alors on retrouve « les espaces creux » que Luschka décrivait entre la musculaire et la séreuse, apparemment sans connexion avec la cavité vésiculaire, mais que cependant les appareils perfectionnés permettent de reconnaitre comme représentant des évaginations de cette cavité. Ainsi doit-on considérer ces canaux de Luschka comme de petites hernies de la muqueuse vésiculaire.

Dans le fond de ces canaux peuvent s'accumuler des débris de secrétion inflammatoire, du mucus, des micro-organismes, et il peut s'y former des concrétions, puisque, comme dans la vésicule elle même, se trouvent là les matériaux nécessaires à leur élaboration, et que celle-ci y est favorisée par une stagnationabsolue. Ehrhardt (page 1127), de même qu'Aschoff (9e Congrès de la Société allemande de Pathologie), a nettement constaté ces petits calculs qui, pour lui, ne sauraient provenir de la vésicule, mais sont nés sur place, et il publie plusieurs figures très instructives, qui montrent la présence de ces calculs, au fond de ces canaux. Ces calculs, qui atteignent parfois les dimensions d'un pois vont se cantonner là, dans l'épaisseur même de la paroi épaissie, et sous une muqueuse intacte. Plus tard ils seront susceptibles de perforer la muqueuse et de tomber dans la vésicule, déterminant des ulcérations auxquelles les calculs de la grande cavité sont tout à fait étrangers. Dans ces cas, la vésicule, débarrassée spontanément ou chirurgicalement des concrétions qu'elle contenait, sera sujette à de nouveaux accidents de lithiase, et nous verrons plus loin toute l'importance que l'on doit attacher à ces faits au point de vue des récidives.

Les lésions que nous venons d'indiquer sont, en somme, le résultat de crises inflammatoires répétées qui, pour être passées inaperçues ou avoir déterminé des accidents insignifiants, n'en ont pas moins causé des altérations définitives. On dira donc, dans ces cas de vésicules calculeuses, qu'il s'agit d'une véritable cholécystite chronique, et celle-ci peut, dans des cas plus accentués, être reconnue sans l'aide du microscope. La séreuse est indemne, mais la musculaire apparaît hypertrophiée et la fibreuse fortement épaissie, tandis que la muqueuse présente des altérations cicatricielles : celle-ci possède encore, dans sa plus grande partie, son épithélium cylindrique, mais elle a perdu son aspect velouté ; au lieu de son fin réticulum, elle est sillonnée de traînées cicatricielles, parfois disposées en étoile, parfois en entonnoir, qui indiquent la présence antérieure de petits ulcères ; de la surface de cette muqueuse, habituellement lisse, s'élèvent parfois des saillies. D'autre fois la muqueuse s'est déjà atrophiée : en quelques endroits elle manque même complètement, si bien que la sous-muqueuse et la musculaire sont à nu ou recouvertes de tissu conjonctif.

CHAPITRE III

Avenir d'une vésicule calculeuse.

Peut-être qu'une vésicule, qui n'aurait subi qu'une ou plusieurs crises très bénignes de cholélithiase, ayant abouti à la formation d'un ou de plusieurs calculs rapidement expulsés, pourrait guérir spontanément. Mais ce n'est pas là le fait de ces vésicules calculeuses qui sont, en réalité, malades depuis des années et dont nous venons d'étudier les lésions : il ne s'agit pas ici de phénomènes transitoires, mais d'altérations définitives.

§ 1. — Elle est définitivement altérée.

Il en résulte que même si les causes, qui ont entretenu cet état particulier de la vésicule, venaient à disparaître, cette vésicule ne reprendrait jamais ses fonctions physiologiques.

Ici, la muqueuse est déhiscente par places et ne peut plus jouer son rôle d'absorption et de secrétion ; là elle est hypertrophiée et sécrète en abondance du mucus qui encombre ses glandes ; là encore les fibres musculaires, perdues dans la gangue fibreuse qui a pris un développement énorme, ne sont plus capables de se contracter synergiquement et d'expulser le contenu vésiculaire. Son mauvais fonctionnement va susciter la réapparition des troubles : la bile subira de nouveaux phénomènes de stase que le moindre bouchon de mucus, oblitérant le cystique, rendra absolue ; l'infection toujours imminente trouvera alors le bon terrain et la cholélithiase s'établira de nouveau.

La question de savoir si le processus lithogénique n'a lieu qu'une fois ou peut se répéter, fait encore l'objet de discussions. Cependant il semble logique d'admettre que, les conditions locales qui président à la formation des calculs se reproduisant, la néoformation puisse avoir lieu. C'est également l'avis de Körte (1).

En tout cas, et c'est ici qu'apparait l'importance du rôle joué par les canaux de Luschka dans la réapparition des calculs, ceux-ci vont pouvoir se développer dans les culs-de-sac de ces canaux. En effet, même si le cystique devient libre et laisse s'évacuer la bile vers le cholédoque, les canaux de Luschka ne se drainent pas. Leur multiplicité, l'étroitesse de leur calibre que la rétraction de la muqueuse, quand la vésicule se vide, tend à oblitérer, s'opposent à ce qu'ils se débarrassent de leur contenu. Or, les poussées inflammatoires ont laissé au fond de leurs culs-de-sac des micro-organismes dont la vitalité n'est pas disparue ; elles ont créé une irritation des cellules qui les tapissent et qui fournissent les éléments nécessaires à l'élaboration de nouveaux calculs. Par conséquent, au moment où la cavité vésiculaire s'étant complètement vidée, le processus lithogénique semblait enrayé, des calculs naissaient dans l'épaisseur même de ses parois.

(1) Körte. — Loc. cit.

§ 2. — Elle est sujette à des complications.

Ainsi, même dans les cas où la guérison paraît se produire, celle-ci n'est, le plus souvent, qu'illusoire : ou bien la vésicule, débarrassée de ses calculs, ne joue plus qu'imparfaitement son rôle physiologique, ou bien elle reste histologiquement très altérée et elle devient une menace constante pour l'avenir.

Les complications peuvent, du reste, survenir plus ou moins tardivement. Elles résultent soit de troubles mécaniques, soit de troubles infectieux, soit des deux à la fois.

a) Troubles mécaniques.

1° ***Atrophie de la vésicule.*** — On se trouve parfois en présence de *vésicules atrophiées*, dont les parois, envahies par la sclérose, ont perdu toute élasticité et s'appliquent exactement sur un calcul qui occupe le col. On pourrait supposer que, ce calcul empêchant la bile de s'écouler jusque dans la vésicule, celle-ci n'a plus eu à faire office de réservoir, et s'est rétractée peu à peu. Mais ce n'est pas exact. Cette atrophie succède en réalité le plus souvent à une hydropisie de la vésicule qui a résorbé le liquide qui distendait ses parois.

2° ***Hydropisie.*** — En effet, un calcul engagé dans le col peut permettre à la bile du foie de s'écouler vers la vésicule ; mais, au moment où, sous l'influence des contractions vésiculaires, la pression augmente dans le réservoir, ce calcul bloque l'embouchure du cystique et empêche la bile de refluer vers le cholédoque.

D'autres fois, un calcul oblitère brusquement et de façon définitive le canal cystique.

D'autre fois encore, une coudure du cystique, une bride cicatritielle consécutive à une ulcération, comprimant ce canal, s'opposent au libre écoulement de la bile.

Dans tous ces cas se produit une distension de la vésicule, qui atteint parfois des dimensions considérables (tête de fœtus) : on a alors affaire à une *hydropisie de la vésicule*. Le liquide qu'elle contient ne présente bientôt plus aucune trace de pigments (Guéniot) (1) : c'est alors un liquide clair, tantôt muqueux et filant, résultant du travail des glandes qui secrètent en abondance, tantôt limpide, aqueux, véritable transformation kystique de la vésicule (Mocquot) (2).

Dans l'hydropisie vésiculaire, le liquide est habituellement stérile, car l'infection s'est éteinte ; les parois de la vésicule sont minces, comme des feuilles de papier ; l'épithélium muqueux s'est aplati, atrophié, et a même disparu, du fait de la pression considérable qu'il subit ; les faisceaux musculaires, d'abord hypertrophiés, se sont laissés distendre ; les lacunes intermusculaires sont plus larges, et les canaux de Luschka se sont dilatés sous la séreuse, à tel point que ces dilatations peuvent « acquérir les dimensions d'une lentille, et qu'à leur niveau le contenu de la vésicule semble transparaître immédiatement au-dessous du revêtement péritonéal (3). »

(1) GUÉNIOT. *Etude sur la lithiase vésiculaire* Th. de Paris, 1905.
(2) MOCQUOT. *L'état de la vésicule dans les obstructions des voies biliaires*. Th. de Paris 1909.
(3) EHRHARDT. *Loc. cit.* p. 1125.

D'autres fois, l'hydropisie est survenue dans une vésicule qui a subi de nombreuses poussées de cholécystite : ses parois hypertrophiées sont rigides et non élastiques.

Nous avons eu l'occasion d'examiner microscopiquement une telle vésicule enlevée opératoirement et nous l'avons fait dessiner (Fig. 7 et 8).

Dans cette vésicule, l'épithélium de revêtement est partiellement conservé. Il est formé çà et là de cellules cylindriques assez hautes, plus souvent de cellules cubiques qui sont des formes aplaties des cellules précédentes. Au-dessous de l'épithélium de revêtement, le chorion muqueux est sclérosé (sclérose déjà ancienne), avec de nombreux faisceaux conjonctifs, tassés les uns contre les autres. La couche musculaire a à peu près totalement disparu : on ne retrouve que çà et là quelques faisceaux

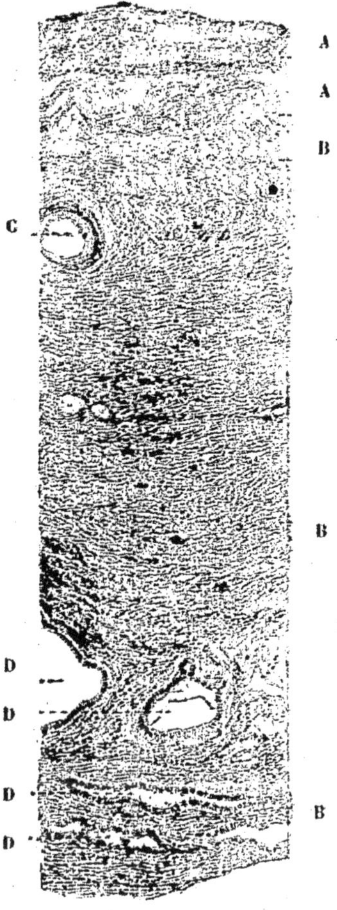

Fig. 7. — *Hydropisie de la vésicule.*

A) Surface interne de la vésicule biliaire en un point où l'épithélium a disparu. Cette surface limitée par le chorion muqueux, sclérosé et infiltré de quelques mononucléaires. — *B* Immédiatement au-dessus, couche extrêmement épaisse de tissu conjonctif. Aucune trace de tunique musculaire. — On y remarque : *C*. Une artère atteinte d'endartérite. — *D*) à sa partie la plus externe, des cavités (canaux de Luschka) tapissées d'un épithélium cylindrique haut et entourées d'un tissu conjonctif dense, infiltré de nombreux mononucléaires.

isolés ou réunis par petits groupes, étouffés dans le tissu de sclérose. Presque toute l'épaisseur de la paroi est constituée par un tissu conjonctif assez dense, partiellement œdématié, et où cheminent de volumineux vaisseaux dilatés et congestionnés, parfois atteints d'endartérite, et qui présentent assez souvent une infiltration de leur tunique

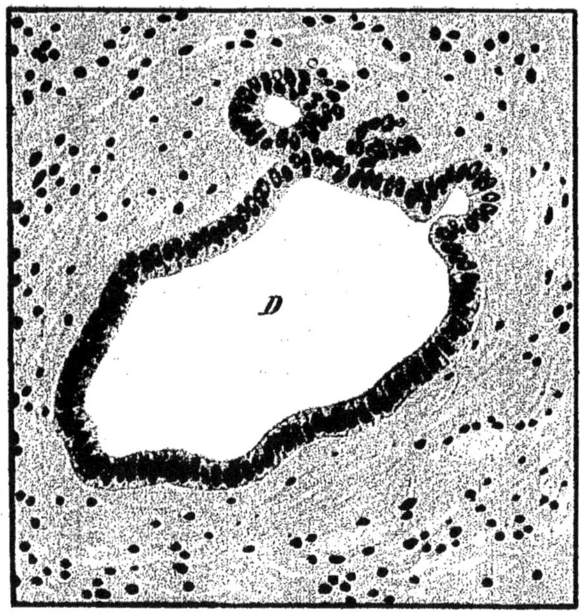

Fig. 8. — *Hydropisie de la vésicule.*

On voit, à un plus fort grossissement, une des cavités de la figure II avec son épithélium cylindrique haut, et tout autour, de nombreux mononucléaires.

externe, constituée par des mononucléaires. Dans l'épaisseur de cette couche se sont produites de nombreuses hémorrhagies interstitielles, imputables vraisemblablement au traumatisme opératoire.

Le fait le plus intéressant est la présence, dans la couche externe de la paroi épaissie, de formations biliaires, grandes cavités arrondies ou plus ou moins aplaties, tapissées d'un épithélium cylindrique haut, qui repose presque directement sur une couche de tissu conjonctif sclérosé et infiltré de nombreux mononucléaires. Ces cavités représentent, sans aucun doute, des canaux de Luschka et ces figures sont à rapprocher des coupes qu'Ehrhardt, a fait reproduire à la suite de son article dans les *Archiv für klinische Chirurgie* et dans lesquelles on aperçoit des concrétions de cholestérine qui comblent ces cavités.

Dans l'un et l'autre cas (atrophie ou hypertrophie de la paroi), l'altération des tuniques est telle que si, par suite du rétablissement du cours de la bile ou par suite de son évacuation, la pression intra-vésiculaire, cause de ces hydropisies, vient à disparaitre, la restitutio ad integrum est tout à fait impossible, et c'est là un des faits qui condamnent la cholécystostomie dans les cas d'hydropisie vésiculaire.

b) Phénomènes infectieux.

Si, au lieu des phénomènes de stase, ce sont les phénomènes infectieux qui dominent, on assiste à l'évolution d'une cholécystite.

1° ***Cholécystite chronique.*** — Nous avons vu dans le chapitre précédent, qu'en réalité toute vésicule calculeuse présentait des lésions de cholécystite chronique : mais, résultant d'infections très atténuées, cette cholécystite passe presque inaperçue et, si ces altérations microscopiques sont très marquées, macroscopiquement la vésicule semble à peu près saine. Au contraire, si de nombreuses crises de cholécystite aiguë surviennent (cholécystite récidivante), la *cholécystite chronique*, qui s'établit, entraîne des lésions nettement accusées.

Nous avons examiné avec le Dr Rubens-Duval, une série de vésicules atteintes de cholécystite chronique. Il serait trop long de relater ici l'examen de chacune d'elles. Nous nous contenterons d'un résumé général des lésions habituellement rencontrées.

Dans ces vésicules, le revêtement épithélial disparaît rapidement et l'on ne retrouve bientôt plus d'épithélium cylindrique que dans les cryptes épithéliales, qui persistent habituellement, sauf les cas de lésions très avancées et très anciennes, ou sauf le cas de lésions suppuratives dues à une infection secondaire surajoutée.

Le chorion muqueux est généralement épaissi par suite de l'œdème, des suffusions sanguines et des infiltrats cellulaires dont il est le siège. Les vaisseaux sanguins y sont extrêmement nombreux, dilatés et congestionnés. Le plus souvent l'infiltration du chorion est le fait de mononucléaires : ces mononucléaires sont des moyens mononucléaires et des lymphocytes. Quelquefois, surtout dans les vieilles cholécystites, les mononucléaires prennent le type de plasmazellen. Ce n'est que dans le cas de cholécystite suppurée que l'infiltration de mononucléaires est remplacée par un afflux considérable de leucocytes polynucléaires.

La tunique musculaire est souvent conservée et même hypertrophiée. Elle peut parfois être détruite partiellement par des ulcérations profondes et par des lésions inflammatoires, déterminées sans doute par des calculs enclavés dans la paroi. Ces lésions inflammatoires se distinguent des lésions inflammatoires provoquées par des infections secondaires en ce que, au lieu d'un afflux de polynucléaires, la réaction est essentiellement constituée par une transformation massive de toutes les cellules conjonctives de la région en macrophages.

Mais la musculaire disparait à la longue, étouffée par le processus de sclérose qui se développe dans la tunique externe conjonctive, de la vésicule biliaire. Cette sclérose est une sclérose hypertrophique qui peut atteindre et dépasser $0^{m}02$ d'épaisseur. Il s'y forme parfois des nodules lymphoïdes complets pourvus de centres germinatifs qui élaborent ainsi localement les mononucléaires que l'on trouve infiltrés dans toute la paroi de la vésicule.

La vésicule, dont la paroi est à ce point modifiée, atteint parfois le volume du poing, d'autres fois se réduit à celui d'une noisette. Quand on la prend entre les doigts, on sent des épaississements, des indurations fibreuses. Si on la coupe, la cavité ouverte reste béante, car le réservoir est transformé en une poche rigide. Aussi les calculs y stagnent-ils sans avoir aucune tendance à s'évacuer: le plus souvent nombreux et pressés les uns contre les autres, ils s'enchâssent parfois dans des diverticules de la muqueuse et certains sont enclavés dans l'épaisseur même de la paroi, séparés de la cavité par une muqueuse qui peut ne présenter aucune solution de continuité. Ces derniers calculs proviennent de la cavité vésiculaire. Ils ont perforé la muqueuse et sont venus se loger dans la couche moyenne ou la sous-séreuse. Mais, pour Ehrhardt, ils pourraient également naître sur place, dans les culs-de-sac des canaux de Luschka, comme nous l'avons indiqué plus haut, et y atteindre des dimensions assez considérables (grain de mil et plus).

M. le Dr Ricard (12 décembre 1908) a enlevé, par cholécystectomie idéale, une vésicule qui contenait des calculs inclus dans sa paroi (voir Fig. 9 et 10). La cavité vésiculaire contenait une soixantaine de calculs à facettes,

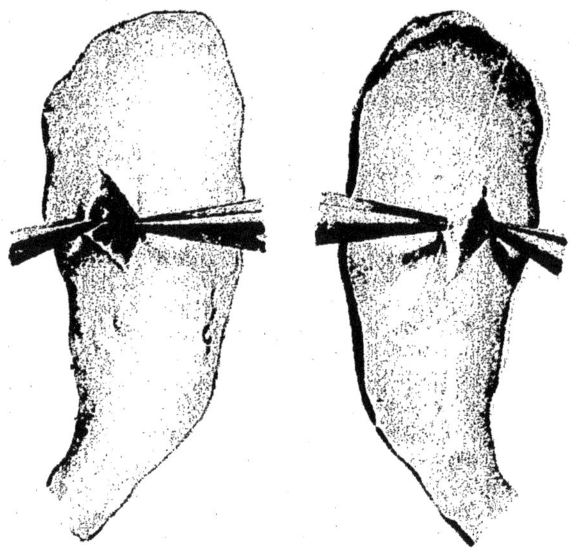

FIG. 9. FIG. 10.

ayant les dimensions et l'aspect de grains de chènevis et quatre calculs gros comme des noisettes, dont l'un occupait le col de la vésicule.

Quand on l'examine, ses parois sont épaissies surtout sur la face adhérente, la muqueuse est rouge et hypertrophiée, mais ne présente aucune solution de continuité et aucune cicatrice. Le doigt, promené sur la surface externe, sent très nettement des formations dures et irrégulières qui paraissent très superficielles : une incision faite sur la bosselure la plus volumineuse (*Fig.* 9) permet d'arriver sur un groupement de calculs à facettes compris dans une cavité divisée en loges comme un nid d'abeilles. Cette cavité n'est séparée de la surface externe que par un revêtement dont l'épaisseur atteint à peine 1^{mm} ; une incision faite sur la muqueuse au même niveau (*Fig.* 10) montre qu'au contraire ces calculs sont séparés de la surface interne de la vésicule par une épaisseur de tissu de plusieurs millimètres.

2° ***Cholécystite purulente.*** — Dans les cavités de ces vésicules, on trouve, parmi les calculs, de la bile très altérée, mélangée de mucus, de débris épithéliaux. La bile est souvent infectée et peut même devenir purulente. Il s'agit alors d'un empyème de la vésicule qui se développe, tantôt très rapidement avec des signes d'infection aiguë, tantôt lentement avec peu de réaction sur l'état général.

1) L'*empyème aigu* peut apparaître dans des cas où les parois ne sont pas encore protégées par du tissu conjonctif abondant et n'ont pas eu le temps de contracter des adhérences : si le pus ne s'évacue pas par le cystique, il force les tuniques vésiculaires, et s'ouvre dans le péritoine, déterminant une péritonite suraiguë (cholécystite infectieuse). Quand il survient au cours d'une cholécystite récidivante avec parois épaissies, l'évolution est moins rapide : il se forme dans l'épaisseur de ses parois des

infiltrations inflammatoires, points de départ de petits abcès, qui s'agglomèrent, tandis que se produit un travail de nécrose qui favorise la perforation.

2) Tout autre est l'allure de l'*empyème chronique*. Ici les dangers ne sont pas immédiats : il s'agit toujours de vésicules épaisses, moyennement distendues, ou même pas distendues du tout. Mais il convient d'agir quand même dès qu'on est averti, car la présence de ce pus menace les voies biliaires principales et peut donner lieu, comme l'empyème aigu, à des altérations de la paroi qui, pour évoluer plus lentement, n'en aboutissent pas moins à la perforation.

3) *Cholécystite ulcéreuse*. — Celle-ci résulte d'un processus ulcéreux qui a été bien étudié et décrit par Liebold (1). Suivant cet auteur, il se produit dans les cholécystites graves et peut se développer suivant quatre modes:

a) Comme un ulcère de décubitus, et est alors causé par la pression qu'exercent sur la muqueuse les calculs eux-mêmes ; *b*) Comme un ulcère type, dû à une nécrose de cette muqueuse, sous l'influence d'une inflammation intense; *c*) Ou bien il succède à la dégénérescence d'une infiltration hémorrhagique infectée ; *d*) Ou, enfin, il est amorcé par une perforation des produits amassés dans les canaux de Luschka, perforation qui se fait vers la muqueuse ou vers la séreuse.

a) Une vésicule contient des calculs : si des phénomènes aigus surviennent, la muqueuse qui est en contact

(1) Hans Liebold, qui, dans l'ouvrage de Kehr (*Drei Jahre Gallenstein-Chirurgie*, 1908), a traité la partie anatomo-pathologique.

avec ces calculs court de grands risques. En effet, si, dans certains cas, cette muqueuse irritée sécrète en abondance du mucus qui s'interpose entre elle et les calculs, et lui fournit une enveloppe protectrice, dans d'autres, le calcul exactement appliqué contre une portion de cette muqueuse empêche celle-ci de sécréter : sous l'influence de la poussée aiguë, elle tend à s'hypertrophier; le calcul est comme bloqué et la muqueuse se trouve comprimée : elle se nécose et l'ulcération qui en résulte, est d'ordinaire nettement circonscrite et en forme d'entonnoir, mais elle n'envahit que rarement les couches profondes de la paroi. Cette variété d'ulcère se produit là où les calculs ont une tendance à s'enclaver, c'est-à-dire, au niveau du col, quelquefois vers le fond, quand la vésicule est pleine de calculs, et se rétracte sur eux; d'autres fois dans le cystique lui-même, car les calculs y sont étroitement emprisonnés.

b) Cette première variété d'ulcère dépend donc avant tout de phénomènes mécaniques. Ceux-ci peuvent être nuls : l'ulcération résultera alors d'une nécrose de la muqueuse, soumise à un processus infectieux particulièrement intense. Il se produit des escarres épaisses, gris-jaunâtre, facilement décollables et découvrant, au-dessous d'elles, une surface ulcérée qui s'étend, gagne les couches profondes. Dans quelques cas, toute la muqueuse se détruit en même temps que la couche sous-jacente : la vésicule est alors réduite à sa tunique externe rigide et indurée, qui limite un espace creux, rempli des produits de cette décomposition. D'autres fois, des foyers isolés de nécrose se développent dans l'épaisseur de la paroi, préparant la voie à la perforation. Quand les ulcérations, ayant détruit la musculaire fibreuse, atteignent la séreuse, la perforation devient imminente si la séreuse n'est pas renforcée par des adhérences.

c) On voit assez fréquemment, dans des cas de cholécystite chronique, des infiltrations hémorrhagiques qui sont punctiformes ou s'étendent en surface. Ces infiltrations peuvent se décomposer et devenir le point de départ d'ulcérations qui vont envahir la muqueuse avoisinante et gagner, de proche en proche, les autres tuniques. Du reste ces infarctus peuvent se produire également dans la musculaire-fibreuse et jusque dans la séreuse (cas de Liebold, page 672). Ces hémorrhagies sont parfois nombreuses, siégeant à la fois dans les diverses tuniques de la vésicule : il en résulte une variété de cholécystite ulcéreuse extrêmement grave.

d) Enfin, les perforations de la vésicule peuvent résulter d'abcès de la paroi qui, pour Aschoff, se développeraient le plus souvent aux dépens des canaux de Luschka. Dans les états inflammatoires graves, la bile infectée serait chassée (Liebold, page 673) avec force dans ces canaux par les contractions violentes de la vésicule : les parois délicates de ces canaux cèdent, les produits infectieux pénètrent dans les tissus adjacents et y déterminent la formation de petits abcès. Ces abcès se font jour vers la muqueuse : il en résulte des ulcères profonds, en forme de cratère. Ou bien ils fusent au dehors sans que la muqueuse présente la moindre solution de continuité.

L'aboutissant final de ces cholécystites ulcéreuses est donc la perforation. Si aucune inflammation protectrice n'a eu le temps de se produire, si aucune adhérence ne s'est constituée, le contenu de la vésicule va faire issue dans la grande cavité péritonéale et déterminera une péritonite suraiguë.

4° ***Péricholécystite purulente.*** — Si, au contraire, des adhérences se sont constituées autour de la vésicule, le contenu septique, retenu dans les mailles de ce tissu néoformé, y fera naître des abcès, et on assistera à l'évolution d'une *péricholécystite purulente.* Le danger sera seulement retardé, car les abcès péricholécystiques finiront par s'évacuer.

A moins que, l'état inflammatoire de la vésicule venant à s'atténuer, le processus ulcéreux ne s'arrête. Au bout d'un certain temps, on trouve alors une vésicule rétractée, envahie par du tissu cicatriciel, criant sous le couteau et entourée d'adhérences plus ou moins épaisses, plus ou moins tendues, qui l'unissent aux organes voisins. Il faut couper ces adhérences au bistouri pour dégager les organes qui, tiraillés, comprimés par elles, peuvent être gênées dans leur fonctionnement.

CHAPITRE IV

Complications extra-vésiculaires de la Lithiase

Nous venons d'envisager successivement les désordres qui peuvent atteindre toute vésicule calculeuse. Mais ce qui constitue surtout la gravité de la lithiase, ce sont les accidents extra-vésiculaires qu'elle détermine et qu'on doit diviser en accidents d'ordre mécanique et en accidents d'ordre infectieux.

§ 1. — Accidents d'ordre mécanique.

Les premiers sont dus à la migration normale ou anormale des calculs, ou à des adhérences qui brident ou coudent les organes voisins, occasionnant des phénomènes d'occlusion.

1° ***Migration normale des calculs.*** — Un calcul vésiculaire s'engage dans le cystique : arrêté par les replis de la valvule de Heister, ou par son volume trop considérable, il peut déterminer des accidents qui sont, en somme, les mêmes que ceux d'un calcul enclavé dans le col : c'est l'hydropisie, compliquée ou non d'infection. La portion de canal située entre le canal et la vésicule participe à la dilatation, et l'on a pu voir (Wilson, Strohl, Saint-Jones) le canal cystique distendu, comprimer le cholédoque et l'hépatique et provoquer un ictère par rétention.

Si le calcul arrive dans les voies biliaires principales, il pourra être refoulé dans l'hépatique par suite d'une stase siégeant déjà dans le cholédoque (pancréatite); plus souvent il descendra vers l'intestin. Mais on sait que le cholédoque n'est pas cylindrique : il est infundibuliforme, et va en se retrécissant progressivement jusqu'à son embouchure duodénale. Le calcul pourra alors s'arrêter en un point du canal, mais il se fixera plus volontiers vers la partie terminale du cholédoque et dans l'ampoule de Water.

Dans tous les cas, l'obstruction des voies principales détermine une stase : le flot biliaire peut trouver à s'écouler entre le calcul et les parois du canal; mais il est le plus souvent arrêté et la stase est absolue, temporaire ou définitive. Les canaux biliaires extra-et intrahépatiques se dilatent : il arrive un moment où la pression est telle qu'il se produit une résorption des éléments de la bile (ictère). Si la stase persiste, les canalicules se dilatent et il se fait des dépôts de pigments ; puis les cellules hépatiques s'atrophient et disparaissent : le foie se rétracte et prend une teinte vert olive. Ces lésions ont pu être observées dans un cas de Brissaud et Sabourin (1), dans

(1) BRISSAUD et SABOURIN, *Arch. de Physiol.* 1884, T I, p. 345.

lequel la branche gauche du canal hépatique était seule oblitérée, et avait entraîné une atrophie considérable du lobe correspondant qui était réduit à une mince languette. Le plus souvent, en effet, une infection s'ajoute à la rétention, pour peu qu'elle se prolonge : il en résulte une transformation scléreuse du parenchyme hépatique qui est le propre des cirrhoses.

2° ***Migration anormale des calculs.*** — Si, au contraire, le calcul, au lieu de s'engager dans le cystique, use les parois vésiculaires ou profite d'une rupture pour s'échapper hors de sa loge, il tombera dans la grande cavité péritonéale si la vésicule est libre d'adhérences, et déterminera une péritonite rapidement mortelle.

α. *Rupture de la Vésicule.* — Les *ruptures* de la vésicule sont en effet signalées : elles sont occasionnées le plus souvent par un traumatisme. C'est un individu porteur d'un empyème, par exemple, qui reçoit un coup violent dans la région vésiculaire ; parfois elles se produisent spontanément.

β. *Fistule biliaire.* — Mais d'ordinaire la vésicule est déjà soudée aux organes voisins ou à la paroi par des adhérences résultant d'une péricholécystite. Le calcul peut alors s'engager dans des adhérences vésiculo-pariétales et, comme il entraine à sa suite des produits septiques provenant de la cavité vésiculaire, un phlegmon de la paroi se développera et s'ouvrira au dehors une *fistule biliaire* en sera la conséquence. Ces fistules à la peau sont fréquentes : sur 164 cas de fistule biliaire, rapportés par Courvoisier (1),

(1) COURVOISIER, *Statistische Beiträge zur Pathologie und Chirurgie der Gallenwege*, Leipzig 1890.

on en trouve 181 qui étaient à point de départ vésiculaire. Elles s'ouvrent, en général, au niveau de l'hypochondre ou du rebord costal droits, au niveau de l'ombilic ou dans son voisinage, plus rarement dans le flanc, à l'épigastre ou dans la région iliaque droite. Par la fistule s'évacue le ou les calculs ; la vésicule et les abcès péricholécystiques se vident du pus qui s'y était accumulé ; plus tard, si les phénomènes inflammatoires s'atténuent et si le cystique redevient perméable, la fistule peut se fermer spontanément et ainsi a évolué un processus de guérison que tente d'obtenir opératoirement la cholécystostomie, par exemple dans l'empyème aigu de la vésicule. Si, au contraire, le cystique est oblitéré, il ne s'évacue pas de bile ; mais un liquide muco-purulent, puis muqueux, s'écoule interminablement, sans que la fistule ait aucune tendance à se refermer.

La migration du calcul se fait également vers un organe creux et, en particulier, vers le tube digestif : dans ce cas, le calcul, après avoir franchi les parois vésiculaires, puis les adhérences, ulcère à leur tour les tuniques du viscère et, quand la brèche est assez large, il tombe dans la cavité. Derrière lui, les parois de communication se cicatrisent et la fistule est constituée.

La perforation se fait ainsi, mais rarement dans l'estomac : Courvoisier en rapporte neuf cas. Les calculs tombés dans la cavité stomacale ont pu être ramenés par un lavage d'estomac (Hayem), ou évacués dans un vomissement (Galliard).

Tout à fait exceptionnelles sont les perforations de l'iléon et du jéjunum, et ce fait est sans doute dû à leur grande mobilité et à leur éloignement de la vésicule. Les perforations du côlon transverse sont plus fréquentes. Cependant Wilm (*Deutsche Chirurgie* 1907) ne rapporte que deux cas de communication cholécysto-colique sur trente autopsies, alors que les vingt-huit autres étaient *cholécysto-duodénales*. Les perforations du duodénum sont, en effet, les plus communes. Le point de départ de la perforation est généralement le fond de la vésicule. Nous avons eu l'occasion, en 1902, à l'hôpital Lariboisière, de pratiquer l'autopsie d'une femme, morte de péritonite généralisée, ayant fait songer à un ulcère perforé de l'estomac : il s'agissait en réalité d'une perforation de la face postérieure de la première portion du duodénum, provoquée par un calcul vésiculaire. La face inférieure de la vésicule adhérait à la face antérieure du duodénum ; une perforation des deux parois accolées, large comme une pièce d'un franc, était résultée de la migration d'un calcul du volume d'une petite noix ; ce calcul, tandis qu'il accomplissait son passage, pressait contre les plans résistants de la région lombaire la face postérieure de l'intestin située en face de lui ; à mesure que la perforation vésiculo-duodénale s'agrandissait, la paroi postérieure écrasée s'ulcérait à son tour, et il en était résulté une seconde perforation intestinale ayant les dimensions d'une pièce de 50 centimes. Mais à ce moment, le calcul qui obstruait cette perforation, était tombé dans l'intestin : la perforation postérieure se trouvant alors largement ouverte, une péritonite presque foudroyante s'était déclarée.

On a rapporté quelques cas de fistules qui s'étaient établies entre la vésicule et les voies biliaires principales, diverticule du cholédoque ou canal hépatique (Fauconneau-Dufresne, *Traité de l'affection calculeuse du foie*). On trouve aussi signalées des perforations de l'uretère, du bassinet (Kocher), de la vessie (Bramann).

Non moins exceptionnelles sont les perforations pleuro-pulmonaire survenant, par exemple, à la suite d'un abcès sous-phrénique, consécutif lui-même à un empyème vésiculaire.

De toutes ces perforations, les plus intéressantes, sans aucun doute, sont les perforations du tube digestif à cause des phénomènes d'occlusion qui peuvent en résulter.

3° ***Occlusion intestinale.*** — L'occlusion intestinale par calculs biliaires a fait l'objet de nombreux travaux. Nous citerons, entre autres, la thèse de Dagron (1891), le mémoire de Kirmisson et Rochard (1892), les articles de Galliard (1895), la thèse de Raymond (Lyon, 1897), celle de Garin (Paris, 1898), celle de Brochard (Paris, 1899), la thèse de Hermann (Jena, 1904), enfin (décembre 1908), une revue générale de Leriche et Cotte sur l'iléus biliaire (1).

Ces derniers auteurs estiment à 350 au moins le nombre d'observations publiées d'occlusions intestinales résultant de calculs biliaires. Ce sont parfois des calculs qui, ayant suivi les voies naturelles, se sont agglomérés dans l'intestin, ou bien y ont augmenté de volume (Galliard), après des séjours prolongés pendant des mois et même des années. Mais presque toujours il s'agit de calculs qui ont perforé le duodénum. Quelquefois le calcul remonte dans l'estomac et se fixe dans le pylore : il en résulte une

(1) LERICHE et COTTE. De l'iléus biliaire, revue gén. *Gaz. des Hôp.*, 1908, 12 décembre, p. 1707.

obstruction pouvant simuler la sténose pylorique (Galliard (1), Monprofit (2), Mangourd (3), enfin une observation très intéressante de Meisel, (Fribourg), rapportée par M. Schwartz (4).

Le plus souvent, le calcul suit le cours des matières, il ne s'arrête que rarement dans le duodénum, qui constitue la partie la plus large de l'intestin grêle ; et il a, au contraire, une tendance d'autant plus grande à se fixer, qu'il approche davantage de l'extrémité du petit intestin. On sait, en effet, que le calibre du grêle est dans son ensemble infundibuliforme : aussi s'arrête-t-il volontiers dans le jéjunum (5 fois pour Courvoisier sur 52 cas, 30 fois dans la statistique de Hermann) ; mais surtout dans l'iléon (33 fois pour Courvoisier, 78 fois pour Hermann) et, en particulier, à sa terminaison (10 fois pour Courvoisier, 53 fois pour Hermann). Il peut également se fixer dans la valvule de Bauhin, mais, s'il réussit à la franchir, il aura les plus grandes chances d'être expulsé ; les occlusions du gros intestin par calculs sont rares (13 pour Hermann) et dans ces cas, ils se sont généralement fixés dans l'S iliaque ou dans le rectum, immédiatement au-dessus du sphincter externe (Babinski).

L'arrêt du calcul paraît surtout résulter des lésions mécaniques déterminées par ce corps étranger. Mais cette obstruction peut être facilitée par des causes adju-

(1) Galliard. Obstruction du pylore par des calculs biliaires. *Presse Médic.*, 5 octobre 1895.

(2) Monprofit. Obstruction du pylore par un calcul biliaire. *Soc. anat.*, 4 juin 1897.

(3) Mangourd. *Obstruction du pylore par calculs biliaires*, Thèse de Paris 1897.

(4) Schwartz. *Chirurgie du foie*, p. 417-418.

vantes : autour d'une ulcération occasionnée par la pression du calcul, la paroi intestinale enflammée s'épaissit; le calcul se trouve bientôt enchâssé, et l'occlusion est constituée, malgré le volume du corps étranger insuffisant à la réaliser à lui seul. D'autres fois l'ulcération ou le calcul lui-même peuvent déterminer un spasme ; l'intestin se contracte sur le corps étranger qui l'obstrue et il devient imperméable. Que ce spasme cesse, les phénomènes d'obstruction disparaissent, mais ils pourront « se reproduire plus loin, donnant ainsi des iléus par étages, qui se traduisent en clinique par des crises abdominales intermittentes ». (Leriche et Cotte, p. 1709.)

L'iléus calculeux n'est pas la seule forme d'occlusion intestinale qui résulte de la lithiase.

En effet, on a cité des cas où une grosse vésicule, bourrée de calculs ou remplie de pus, comprimait directement l'intestin. Mais surtout la sténose est survenue du fait de la présence d'adhérences, de brides, qui provenaient d'une péri-cholécystite calculeuse. Les adhérences se font généralement avec l'estomac ou le duodénum, ce dernier surtout à cause de ses rapports intimes avec la vésicule biliaire. Elles s'organisent lentement, progressivement; en se rétractant, elles attirent l'organe le plus mobile (estomac ou duodénum) vers la vésicule, et le coudent. M. Schwartz rapporte deux cas de Riedel : dans l'un, c'était le pylore qui était coudé; dans l'autre, le duodénum. Dans certains cas, il s'agit de brides qui étranglent l'intestin. Tel cet autre cas de Riedel dans lequel « une corde fibreuse, large de trois doigts, était formée par l'épiploon adhérent à la vésicule » (Schwartz, page 412).

Il peut se faire que l'obstacle soit dû à une masse formée à la fois d'adhérences, de calculs, avec ou sans collection purulente. L'intestin se trouve ainsi englobé dans une gangue inextensible qui l'enserre de plus en plus, déterminant une occlusion plus ou moins complète. C'est ainsi que Schede trouva chez un malade la vésicule et le duodénum perdus dans une masse fibreuse qui rétrécissait tellement cette portion de l'intestin que sa lumière était presque réduite au calibre d'un porte-plume (1).

Les lésions peuvent être plus complexes encore : M. Routier rapporte l'observation d'une malade qu'il avait opérée avec le diagnostic de cancer, et chez qui il trouva une masse formée de fortes adhérences qui unissaient étroitement la vésicule à l'estomac, à l'intestin, au côlon et à la paroi, avec six calculs disposés dans six diverticules différents. Le pylore était comprimé, ce qui expliquait les phénomènes de sténose pylorique avec vomissements incessants, qui avaient fait perdre à la malade 16 kil. en huit mois (2).

C'est, en effet, pour des signes de rétention stomacale que se présentent le plus souvent les malades porteurs d'adhérences cholécysto-duodénales ou gastriques : dyspepsie, douleurs à l'épigastre, vomissements, constipation, quelquefois hématémèses, tout contribue à éveiller l'idée de tumeur pylorique. Quand on n'intervient pas, la mort est la terminaison de ces sténoses; elles continuent à évoluer lentement, tuant le malade par inanition progres-

(1) WEGELE. Zum Diagn. der durch Cholelithiasis bedingten Duodenalstenose. *Munch. med. Woch.*, 1898, n° 16.

(2) ROUTIER. Cholécystite calculeuse : gastro-entérostomie pour rétrécissement pylorique. *Bull. Soc. Chir.*, 1899, p. 426.

sive; ou, au contraire, les accidents prennent, à un moment donné, une allure aiguë et la mort survient très rapidement.

Il faut cependant reconnaître que, dans nombre de cas, ces sténoses comportent un pronostic moins sombre; c'est qu'il s'agit alors d'adhérences moins serrées, de coudures moins brusques; le contenu stomacal se vide et le duodénum est encore suffisamment perméable. Mais le malade n'en présente pas moins des troubles gastriques, douleurs, dilatation stomacale, etc., qui en font un dyspeptique à perpétuité.

§ 2. — Complications d'ordre infectieux

1° ***Infection des voies biliaires principales et du foie.*** — L'infection vésiculaire qui a présidé à l'éclosion des calculs n'a pas grande tendance à s'éteindre, puisque la stase ne fait qu'augmenter dans ce réservoir. Et, en effet, les recherches bactériologiques ont montré que l'on trouvait fréquemment des micro-organismes dans la vésicule calculeuse, même longtemps après des accidents aigus. Du reste, dans les cas où l'examen bactériologique de son contenu donne un résultat négatif, il ne s'ensuit pas que la vésicule soit absolument aseptique: on sait qu'au centre des calculs, on peut encore trouver des colonies de microbes qui profiteraient de la moindre fissure ouverte pour envahir de nouveau la vésicule et proliférer. Mais surtout nous avons vu que la muqueuse, qui a été précédemment enflammée, augmente encore le nombre de ses glandes et canaux de Luschka; dans tous ces récessus stagnent des débris épithéliaux, de la bile plus ou moins altérée qui enrobe parfois des concrétions microscopiques : ce sont là de véritables nids à microbes. De telle sorte qu'à la moindre occasion surviendra une nouvelle poussée infectieuse. Il en résultera des crises répétées de cholécystite aiguë et le processus inflammatoire pourra s'étendre au système biliaire tout entier. Ainsi éclateront des *angiocholites* qui pourront se limiter aux gros troncs biliaires, envahir les voies biliaires intrahépatiques ou atteindre les canalicules originels.

Ces infections se produisent également quand un calcul, détaché de la vésicule, chemine vers le cholédoque et s'arrête vers la partie terminale de ce conduit, établissant une stase biliaire. Ainsi se trouve réalisée spontanément l'expérience de Netter, qui, liant le cholédoque immédiatement au-dessus de l'ampoule de Water, obtient une angiocholite ascendante, car les microbes, qui vivent normalement (Duclaux, Netter, Gilbert et Girode) dans le segment terminal du cholédoque, envahissent l'arbre biliaire et déterminent une angiocholite d'autant plus grave que la voie d'évacuation est fermée. Le processus infectieux peut affecter une allure aiguë ou chronique.

1. Angiocholites aigues. — Suivant l'intensité des lésions, on distingue une angiocholite catarrhale et une angiocholite suppurée.

a) *L'angiocholite catarrhale* se traduit par des phénomènes de catarrhe muqueux : l'épithélium qui tapisse la paroi des canaux et canalicules se gonfle, et se détache par places sous forme de plaques comprenant plusieurs cellules en amas. La couche conjonctive sous-jacente s'infiltre et la paroi augmente de plusieurs fois son épaisseur. La lumière du canal est réduite et obstruée par de la bile plus ou moins altérée, baignant les amas de cellules desquamées. Le foie peu modifié augmente de volume. Autour des canaux, les éléments voisins réagissent. La *périangiocholite* se manifeste par des productions de fausses-membranes, des adhérences, autour des voies biliaires extrahépatiques. Ces adhérences peuvent elles-mêmes rétrécir les conduits, les couder et devenir la cause d'accidents graves. Autour des canaux intrahépatiques, la périangiocholite se développe également et aboutit, suivant le cas, à la formation de zones scléreuses péri-canaliculaires, origine d'une cirrhose, ou à la suppuration.

b) *L'angiocholite suppurée* peut donc succéder à une angiocholite catarrhale, ou être primitive d'emblée.

Dans l'un ou l'autre cas, de petits abcès se forment dans la paroi épaissie des voies biliaires extrahépatiques : par endroits, les tuniques refoulées cèdent, et, par les perforations ainsi produites, le canal déverse son contenu dans les organes voisins, s'ouvre dans la grande cavité péritonéale ou dans un foyer d'adhérences.

L'infection gagne les voies biliaires intrahépatiques : de petits abcès péricanaliculaires se développent jusque dans les parois des canicules lobulaires : le pus détruit les cellules hépatiques, envahit les espaces portes voisins, où déjà se sont constitués d'autres abcès, aux dépens d'un autre conduit biliaire. Ces abcès s'unissent entre eux, si bien que, d'abord microscopiques, ils finissent par devenir gros comme une noix et plus : ce sont les *abcès aréolaires* (Chauffard) à parois tomenteuses. Le foie, augmenté de volume, est alors de consistance plus molle, le péritoine voisin est parfois très épaissi et, dans cette périhépatite, peuvent se développer de nouveaux foyers purulents.

2. ANGIOCHOLITE CHRONIQUE. — Mais d'autres fois l'angiocholite évolue sans fracas, d'une façon lente et progressive. Elle est alors le fait d'une oblitération des voies principales et elle aboutit à une *cirrhose calculeuse*. Dans certains cas (voir plus haut cas de Sabourin et Brissaud), il s'agit d'une sorte d'angiocholite chronique hypertrophique, qui se traduit par une hyperplasie conjonctive péricanaliculaire, véritable cirrhose qui s'étend peu à peu du hile du foie à la périphérie de l'organe : le parenchyme hépatique s'est atrophié par refoulement. Rien ne révèle la moindre réaction inflammatoire aiguë ou subaiguë, pas d'infiltration embryonnaire du tissu scléreux, pas de formation de pseudo-canalicules biliaires. Certains auteurs (1) considèrent cette cirrhose comme une cirrhose d'origine aseptique : ils supposent qu'elle est le résultat de l'action irritante qu'exerce la bile stasée dans les voies biliaires et ils se basent, pour prouver leur dire, sur le rôle nocif de la bile à l'égard des éléments anatomiques. Cette action nocive de la bile serait prouvée par les expériences de ligature aseptique du canal cholédoque (2) : pourtant, si l'on a obtenu des foyers de nécrobiose, on n'a jamais constaté d'hyperplasie conjonctive. D'autre part, la bile n'est ni pure, ni aseptique dans les cas de lithiase,

(1) CHAUFFARD. *Traité de Médecine.*
(2) STEINHANS. Ueber die Folgen des dauernden Verschlusses des Ductus choledochus *Arch. f. exper. Path. u. Pharm.*, t. XXVIII, p. 432.

surtout quand il s'y joint des phénomènes de stase qui favorisent, comme nous l'avons déjà indiqué, le développement des germes. Alors pourquoi ne pas accepter que cette cirrhose calculeuse est due à une angiocholite calculeuse résultant d'une infection très atténuée?

Il est, du reste, des cas où, à côté d'une cirrhose porto-biliaire nette, on trouve les traces d'un travail inflammatoire très actif (nombreuses cellules embryonnaires dans la trame conjonctive, formation de pseudo-canalicules biliaires, dissociation des lobules par les prolongements du tissu scléreux). L'origine infectieuse de cette cirrhose est alors indéniable.

2° ***Infection du pancréas.*** — Toutes ces complications infectieuses que nous venons d'étudier et auxquelles, pour être complet, on devrait ajouter l'infection de la veine porte d'où résulte une pyléphlébite, point de départ de la pyohémie qui succède parfois à la lithiase, tiennent à ce que l'infection se propage par contiguité (péricholécystite), ou bien est emp[illegible]e par la bile dans les voies principales et dans le fo[illegible] (angiocholite, abcès du foie).

Faut-il adopter ce dernier mode de propagation pour expliquer l'infection pancréatique qui survient au cours de la cholélithiase? Depuis que Riedel (1) publia les trois premières observations de pancréatite chronique de la tête du pancréas liée à la cholélithiase, tous les opérateurs ont constaté combien est fréquente cette co-existence des

(1) Riedel. Ueber Entzündung der Rückbildung fähige Vergrösserungen des Pancreas Kopfes. *Berliner Klin. Wochenschrift* 1896, pages 31-32.

lésions pancréatiques et des calculs vésiculaires. Kehr(1), qui pratique systématiquement l'exploration du pancréas au cours de toute intervention sur les voies biliaires, trouve la pancréas malade dans 24 % de cas de lithiase, et William Mayo, sur 100 affections pancréatiques, en trouve 81 qui sont liées à la lithiase, ou du moins en co-existence avec elle.

Comment s'explique l'origine lithiasique des pancréatites? Riedel (1895), attribue un rôle important à la contiguité des deux systèmes biliaire et pancréatique, rappelant la disposition des deux canaux principaux qui débouchent l'un et l'autre dans l'ampoule de Water, et les rapports du cholédoque avec la tête du pancréas, qui se creuse parfois d'une gouttière pour le recevoir. Il explique ainsi la facilité avec laquelle les inflammations des voies biliaires peuvent envahir les voies pancréatiques.

M. Carnot (2) (1898), à propos des pancréatites biliaires, se range à la théorie de l'infection canaliculaire ascendante, théorie déjà soutenue par différents auteurs à propos des pancréatiques aiguës en général (Fitz (3) (1889), des pancréatites suppurées et gangréneuses (Page (4), Etienne (5), et il suppose que l'obstruction des voies biliaires joue son rôle en exaltant la virulence des microbes

(1) KEHR. Ueber Erkrankungen des Pankreas unter besonderer Berücksichtigung der bei der Cholelithiasis vorkommenden Pankreatitis chronica. *Mitt. a. den Grenzg. d. Med. u. Chir.* 1909, t. XX, f. 1. p. 65 à 149.

(2) CARNOT. *Recherches expérimentales et cliniques sur les pancréatites.* Thèse de Paris 1898.

(3) FITZ. A consideration of pancreatic hemorrage, hemorragic, suppurative and gangrenous pancreatitis, and of disseminated fat necrosis. *The Medical Record*, 1889, vol. XXXV, p. 197.

(4) PAGE. *Traitement chirurgical des pancréatites suppurées et gangréneuses*, Thèse de Paris, 1898.

(5) ETIENNE. Des pancréatites suppurées, *Arch. Méd. expérim.* Mars 1898.

de l'intestin qui pourront alors envahir la glande pancréatique.

Desjardins (1905) adopte également la théorie canaliculaire à laquelle s'étaient successivement rangés Mayo-Robson en Angleterre, Opie en Amérique, Korte en Allemagne, qui envisageaient surtout les cas de pancréatite accompagnant les calculs du cholédoque : il considère l'ascension des germes de l'intestin comme la cause première de l'infection. Mais il fait intervenir une hypothèse nouvelle, celle de l'infection simultanée des deux systèmes biliaire et pancréatique. Le point de départ est l'intestin : secondairement le cholédoque et le canal de Wirsung sont envahis ; l'infection suit une marche ascendante et gagne les voies biliaires accessoires (cystique et vésicule) ; puis, par l'intermédiaire du canal hépatique, les voies biliaires intrahépatiques. C'est le stade ultime de la maladie (1). Cette théorie a l'avantage d'expliquer tous les cas, aussi bien ceux où la pancréatite est accompagnée de calculs du cholédoque que ceux où l'on ne trouve que des calculs vésiculaires. Aussi MM. Quénu et Duval (2), pour les cas de lithiase purement vésiculaire, n'hésitent-ils pas à adopter l'hypothèse de l'infection initiale double hépato-pancréatique. Et récemment, M. Carnot (3) cherche à établir l'existence d'un accouplement pathologique hépato-pancréatique, en se basant sur des notions d'anatomie humaine et comparée, d'embryologie et de physiolo-

(1) Desjardins. *Etude sur les Pancréatites*. Th. de Paris, G. Steinheil 1905. p. 25.

(2) Quénu et Duval. Pancréatite et lithiase biliaire. *Revue de Chirurgie*. Octobre 1905.

(3) Carnot. Les syndrômes hépato-pancréatiques. *Progrès Médical*, 5 septembre 1908.

BIBLIOTHÈQUE NATIONALE R.F. IMPRIMÉS

gie. La pancréatite n'apparaît plus alors comme une complication de la lithiase, mais comme une affection associée.

Cependant, dans une leçon professée à l'hôpital Saint-Antoine, en 1907, M. Thiroloix, reprenant au sujet des pancréatites biliaires la théorie de M. Klippel qui, en 1897, avait établi l'un des premiers l'origine lymphatique de la sclérose pancréatique tuberculeuse, émet l'opinion que les pancréatites, coexistantes avec la cholélithiase, « reconnaissent comme cause pathogénique : la propagation au pancréas par voie lymphatique de l'infection de la vésicule biliaire dont la cholélithiase est le témoin (1) ». Et son élève, Mlle Maugeret, dans une thèse fort intéressante, cherche à établir cette théorie lymphatique de la pancréatite biliaire. Admettant que la vésicule est le lieu de formation électif sinon exclusif des calculs, et qu'il y a avant tout cholécystite, sachant d'autre part que la région de la tête du pancréas constitue un véritable carrefour lymphatique, auquel aboutissent les lymphatiques de la vésicule et des voies biliaires, et ceux du pancréas, elle suppose que l'infection, partie de la vésicule, peut, par voie lymphatique, atteindre le pancréas et déterminer toutes les variétés du pancréatite.

Mlle Maugeret essaie donc tout d'abord de démontrer l'origine vésiculaire de ces pancréatites : « tout d'abord, dit-elle, les pancréatites ne sont pas plus fréquentes dans les cas de calculs du cholédoque seul que dans les cas de calculs des voies accessoires seules, » et, repro-

(1) Mlle Maugeret, *Cholécysto-Pancréatite ; Essais de Pathogénie*, Th. de Paris G. Steinheil 1908, page 30.

nant la statistique de MM. Quénu et Duval, elle montre que, sur 118 observations de pancréatite biliaire, il est rapporté 46 cas de calculs des voies biliaires et accessoires pour 28 cas de calculs du cholédoque ou de l'ampoule de Water. Du reste, la lithiase du cholédoque n'est qu'une étape de la lithiase vésiculaire et, si l'on examinait la vésicule biliaire dans ces cas, on retrouverait, au moins histologiquement, les lésions qui ont déterminé la formation de calculs et servi de point de départ à l'infection pancréatique.

Elle combat la théorie canaliculaire et montre que, ni l'expérimentation, ni la prédominance topographique des lésions, ni leur localisation, n'établissent cette théorie canaliculaire et n'infirment la théorie lymphatique. Les germes, qu'ils proviennent du cholédoque infecté ou de l'intestin, n'ont aucune tendance à s'engager dans le canal de Wirsung : le flux suffirait à les balayer et le suc pancréatique à les détruire, grâce à son pouvoir bactéricide ; Pour que ces microbes puissent gagner la glande, il faut alors supposer que celle-ci est déjà altérée : cette lésion primitive de la glande prend alors la part importante dans l'évolution du processus inflammatoire.

Mlle Maugeret attaque ensuite l'hypothèse d'une infection mixte des voies biliaires et pancréatiques provenant de l'intestin, en s'appuyant particulièrement sur un fait qui ressort des travaux de Lemierre et Abrami (1), à propos de la fièvre typhoïde, considérée jusqu'alors

(1) LEMIERRE et ABRAMI, *Soc. biol.* juillet 1907. *Presse Méd.* octobre 1907. *Arch. Mal. de l'Appareil digest.* janv. 1908.

comme une infection primitivement intestinale, envahissant secondairement le foie et le pancréas. Les recherches de Lemierre et Abrami tendaient à démontrer que la fièvre typhoïde est une septicémie primitive dans laquelle le bacille est éliminé par le foie : la bile lui sert de véhicule jusqu'à l'intestin. C'est au cours de sa traversée des voies biliaires que celles-ci se trouvent infectées, d'où cholécystite. L'infection vésiculaire serait constante dans toute fièvre typhoïde, d'après les observations autopsiques de Fornet (*Strassburger med. Zeitung* 1906) et Forster (*Münchner med. Wochenschr.* Janvier 1908). Il y a donc dans ces cas infection descendante, et les lésions pancréatiques, quand elles surviennent, sont consécutives aux lésions vésiculaires. C'est vraisemblablement ce qui se passe pour toute pancréatite biliaire.

La réalité de ce foyer vésiculaire infectant est encore prouvée de la façon la plus évidente par la thérapeutique même des pancréatites biliaires, qui se réduit aujourd'hui au drainage des voies biliaires, soit par cholécystostomie simple (Mayo-Robson), soit plutôt avec cholécystectomie (comme le proposait le prof. Terrier, Soc. de Chir. 1905), tenant compte des lésions vésiculaires qu'un simple drainage ne guérit pas. L'origine de la cholécystite primitive étant établie, Mlle Maugeret cherche à démontrer que l'infection a suivi la voie lymphatique pour atteindre le pancréas, et elle demande à l'expérimentation des preuves concluantes pour l'établissement de sa théorie.

Opérant sur des chiens, elle détermine une cholécystite toxique par l'injection de formol dans la vésicule. Dans tous les cas, elle a pu constater, après la mort de l'animal, survenue de 2 à 46 jours après l'opération, des lésions du pancréas : le plus souvent le processus avait suivi une marche chronique et se traduisait par des lésions de pancréatite parenchymateuse ou interstitielle ; deux fois le processus avait évolué d'une façon aiguë et abouti, dans un cas à une pancréatite hémorrhagique, dans l'autre à une hémorrhagie pancréatico-péritonéale avec cytostéatonécrose. Quant à la propagation lymphatique du processus, il paraît prouvé par ce fait que, dans un cas à évolution aiguë, on a trouvé un œdème inflammatoire ayant tous les caractères d'un œdème lymphatique, et que, dans la plupart des cas à évolution chronique, une adénopathie a pu être constatée.

Quelle que soit la voie suivie par l'infection pour arriver au pancréas, le fait important est que la pancréatite est fréquente au cours de la cholélithiase. Le plus souvent elle évolue sans grande manifestation, la pancréatite adoptant une *évolution chronique* (forme parenchymateuse ou interstitielle), et elle ne constitue un danger réel que le jour où, comprimant le cholédoque ou le canal du Wirsung, elle détermine des troubles qui attirent l'attention sur elle. Parfois l'affection s'annonce par des symptômes qui évoluent avec fracas (syndrôme pancréatique de Guinard ; drame pancréatique de Dieulafoy) et traduisent une *pancréatite suppurée* ou une *pancréatite hémorrhagique* avec cytosteatonécrose, survenant au cours d'une pancréatite chronique.

§ 3 — Lithiase et Cancer.

Toutes ces complications, infectieuses ou mécaniques, nous apparaissent déjà nombreuses, et cependant nous ne pouvons clore ici leur énumération, car nous songeons aux affections qui surviennent souvent chez des lithiasiques avérés et qu'aucune notion ne nous permet de rattacher à une autre cause, nous voulons parler des cancers primitifs de la vésicule et des voies biliaires.

1° ***Cancer primitif de la vésicule.*** — Tout le monde s'accorde à reconnaître les rapports étroits qui unissent la lithiase et le cancer de la vésicule. Sur 7 cas recueillis par Siegert (*Arch. für patholog. Anat.*, tome CXXXII, 2), il y avait sept fois des calculs. Janowski (1), sur 40 cas, constate chaque fois la présence de calculs. Il en est de même dans 5 cas de carcinomes de la vésicule, rapportés par Riedel (2). Meunier (2) a trouvé 23 fois des calculs sur 30 cas de cancers. Tant qu'aux observations isolées où on relate la coexistence des calculs et du cancer vésiculaire, elles sont très nombreuses : il suffit, pour s'en convaincre, de feuilleter les Bulletins de la Société Anatomique.

Et si l'on parcourt les statistiques publiées par différents auteurs, on voit que Zenker (4) estime à 85 % les cas où des calculs accompagnent le cancer vésiculaire, que Cour-

(1) Janowski. Ueber Veränderungen der Gallenblase bei Vorhandensein von Gallensteinen. *Ziegler's Beiträge*, t. X, p. 449.

(2) Riedel. *Erfahrungen über die Gallensteinkrankheit*, Berlin 1892.

(3) Meunier. Cancer primitif de la Vésicule biliaire, *Bulletin Soc. Anat.*, 1894.

(4) Zenker. Der primäre Krebs der Gallenblase, *Arch. für klin. Chir.* t. XLIV, p. 2-3, 1891.

voisier (1), après avoir soigneusement analysé un grand nombre de faits, conclut que, dans les sept huitièmes des cas, la vésicule contient des calculs. Musser (2) donne 92 %, et Ames (3) va jusqu'à 95,4 %. Mais les avis sont partagés quand il s'agit d'interpréter cette coexistence de la lithiase et du cancer vésiculaire.

Déjà en 1849, à l'occasion d'une présentation de cancer de la vésicule, faite par Rippol à la Société Anatomique, s'éleva une discussion à ce sujet. Actuellement deux théories sont encore en présence : l'une, celle du cancer lithogène, soutenue par Durand-Fardel, et plus tard par Cornil et Ranvier (4), par Lancereaux (5), Morin (6), rallie encore quelques partisans ; l'autre, celle de la lithiase cancérogène, a été défendue par Rendu (7), par Kélinack et Siegert (8), et par Terrier et Auvray (9).

Les partisans de la première théorie basent leur hypothèse sur le fait que les calculs sont très fréquents, alors que le cancer primitif de la vésicule est relativement rare ; sur le fait que les individus atteints de cancer vésiculaire présentent exceptionnellement des antécédents de coliques hépatiques ; enfin sur cette opinion que le cancer

(1) Courvoisier, *Loc. cit.*

(2) Musser. Primary Cancer of the Gall bladder, *Assoc. of americ. physiol.*, 1899.

(3) Ames. Primary carcinom of the Gall bladder, *Johns Hopkins Hospital Bulletin*, 1894.

(4) Cornil et Ranvier. *Traité d'Histologie Pathologique.*

(5) Lancereaux, *Semaine Médicale*, 1887.

(6) Morin, *Contribution à l'étude de l'epitheliome primitif de la vésicule biliaire*, Thèse de Paris, 1891.

(7) Rendu. *Cliniques*, 1890.

(8) Kélinack et Siegert, cités par Bernard : *Du cancer primitif de la vésicule biliaire considéré comme complication de la lithiase*, Th. de Lyon, 1897.

(9) Terrier et Auvray. Tumeurs des voies biliaires, *Revue de Chirurgie*, 1900, p. 141.

engendre des conditions éminemment favorables au développement d'une lithiase.

Sans doute le cancer peut produire un obstacle au cours de la bile, mais nous avons vu que la stase ne constituait pas à elle seule toutes les conditions requises à l'élaboration des calculs. En outre, si cette hypothèse était vraie, les calculs devraient être également fréquents dans les cancers secondaires de la vésicule : or, on observe à peine la lithiase dans 15 à 16 pour cent des cas de cancer secondaire (Bernard).

Le deuxième argument ne nous paraît pas avoir beaucoup plus de valeur : il n'est pas rare de trouver des coliques hépatiques dans les antécédents des malades atteints de cancer primitif de la vésicule. Il nous suffira de citer les observations de Bouglé et Pilliet (Société Anatomique 1896), de Blanc et Leray (Soc. Anat. 1897), Bernard (observation II dans sa thèse inaugurale).

Nous ajouterons personnellement l'observation suivante: Il s'agit d'une malade de 64 ans, ménagère, entrée à l'hôpital Saint-Antoine, le 22 juin 1908, pour un ictère par rétention datant de trois semaines. Elle a eu, à 48 ans, une première crise de coliques hépatiques, elle n'a pas eu d'ictère, mais elle a rendu des calculs dans ses selles. Quelques crises depuis. Il y a quatre mois, les coliques hépatiques reparaissent sous forme de crises douloureuses qui se reproduisent depuis d'une manière constante. Les téguments et la conjonctive sont uniformément colorés en jaune foncé : l'ictère s'accompagne d'un prurit intense; le foie, très gros, descend presque jusqu'à l'ombilic. L'état général paraît bon, le diagnostic est : ictère chronique par calcul. Le 3 juillet, la malade est opérée par M. le docteur Ricard : incision en baïonnette, on découvre un gros foie d'aspect cirrhotique ; la vésicule est rétractée sur des calculs (35 à 40) ; ses parois sont très épaissies ; cholécystectomie. Au-dessous se trouve une poche dilatée, contenant environ 250 gr. de bile : c'est le canal hépatique. Le cholédoque présente des plaques d'induration qui au premier abord font croire à des calculs. Le canal cystique étant oblitéré, on pratique une hépatico-duodénostomie. Malgré le pronostic qui, étant donné l'état du foie, n'avait pas été favorable, les suites immédiates sont parfaites : il n'y a pas de fièvre, le pouls ne s'élève pas au-dessus de 80. La malade quitte le service en excellent état.

Examen anatomo-pathologique de la vésicule : les parois sont très épaissies (1/2 cent. à 2 cent.), résistantes à la section. L'examen microscopique montre, au milieu d'un stroma de tissu fibreux, des cavités tapissées d'un épithélium cylindrique fortement coloré ; des sortes d'acini présentant des cellules identiques s'en détachent, mais, en certains points, on note des petits amas de cellules qui sont nettement en évolution vers une forme atypique : en somme il s'agit très certainement d'un cancer au début qu'on peut rapprocher des cas que nous verrons plus loin. Mais ici le fait intéressant était l'histoire très nette de lithiase préexistante.

Cotte (1) rapporte ce qui suit : « Dans une statistique récente qui porte sur 2180 autopsies faites à l'Institut pathologique de Londres, Slade a trouvé 33 fois des calculs

(1) Cotte. *Trait. chir. de la lith. bil.*, 1908, p. 320.

de la vésicule, soit 1,5 %. Sur ces 33 cas, 16 avaient donné lieu à des symptômes pendant la vie ; les 17 autres étaient restés latents. Mais, fait plus intéressant, dans 10/33 de ces faits, le microscope montra qu'il s'agissait de cancer : sur ces 10 cas, *9 concernaient des lithiases anciennes avec symptômes pendant la vie* ».

Du reste, dans les cas où aucun symptôme lithiasique n'a été observé, on ne peut en déduire que la lithiase n'a pas préexisté au cancer, Nous savons en effet combien de calculs vésiculaire ne se traduisent, pendant la vie, par aucune manifestation appréciable.

Quant au premier argument, il n'a pas, croyons-nous, la moindre valeur ; du fait que le cancer vésiculaire est rare et la lithiase fréquente, on ne doit pas dire que la lithiase ne joue aucun rôle dans le développement du cancer. En effet, en pathologie générale, on attribue aujourd'hui un rôle important aux lésions inflammatoires chroniques, aux irritations répétées : c'est par exemple le cas d'un épithélioma se développant sur le bord de la langue, qui a longtemps subi les frottements d'une dent cariée ; c'est le cas d'un cancer de la peau se développant sur un vieil ulcère. Est-ce à dire que tous les individus qui ont un ulcère deviendront cancéreux, que tous ceux qui ont une dent cariée feront un épithélioma lingual ? certes non. Il y a une question de terrain qui joue sans doute le rôle le plus important ; mais il nous paraît juste d'admettre que la lithiase est une cause prédisposante qui détermine la localisation du processus cancéreux en un point déterminé, la vésicule.

Du reste les arguments émis par les partisans de la

théorie cancérogène ont certainement une valeur réelle. Par exemple, on sait que la lithiase est cinq fois plus fréquente chez la femme que chez l'homme ; or, la proportion du cancer vésiculaire primitif est à peu près la même. Stiller trouve cinq cas de cancer uniquement chez des femmes; Siegert, sur 99 cas rapportés, trouve 83 fois des femmes; et la statistique du Prof. Terrier donne 40 femmes pour 10 hommes.

Si on rapproche cette proportion des cas de cancer secondaire, on voit qu'au contraire celui-ci est beaucoup plus fréquent chez l'homme (10 hommes sur 13 cas, d'après Siegert). La présence de calculs dans quelques cas de cancer secondaire n'infirme en rien la théorie que nous avons adoptée : il peut ne s'agir là que d'une simple coïncidence, puisqu'il est reconnu aujourd'hui qu'on trouve des calculs dans environ 10 % des autopsies que l'on pratique pour toutes sortes d'affections.

Autre argument : on a trouvé quelquefois des calculs volumineux dont l'origine paraissait remonter à plusieurs années et coexistant avec des cancers à peine naissants : il semble logique d'admettre que les calculs ont précédé la dégénérescence néoplasique.

Enfin nous avons vu que les calculs ont été observés dans 95 % des cas de cancer primitif de la vésicule. Si l'on tient compte de cette considération, que le calcul a pu s'échapper de la vésicule, ou qu'inclus dans les tissus néoplasiés, il a pu passer inaperçu aux yeux de l'observateur, on peut admettre que la coexistence est constante.

Et, si l'on examinait d'assez bonne heure les cas où l'absence de calculs est reconnue, peut-être pourrait-on trouver des ulcérations, des cicatrices, traces de leur présence.

Le processus, suivant lequel les concrétions biliaires arrivent à produire le cancer, peut alors être considéré comme étant le suivant : « Le frottement des calculs sur les parois détermine des ulcérations, et consécutivement, soit pendant l'existence de ces ulcérations, soit après leur cicatrisation, il se fait une prolifération des éléments glandulaires de la muqueuse qui peut aboutir au cancer » (1). Et Zenker rapproche ces cas des cancers d'estomac qui se développent, suivant un même processus sur un ulcère rond ou sur sa cicatrice.

Cette explication permet de concevoir comment un cancer peut se développer sur une vésicule calculeuse qui n'a déterminé aucun symptôme, si l'on se rapporte à l'étude que nous avons faite de la muqueuse de telles vésicules. Nous avons montré que ces vésicules étaient en réalité enflammées chroniquement et que la muqueuse pouvait présenter des ulcérations provenant, soit du contact prolongé du calcul lui-même (calcul enclavé), soit des concrétions amassées dans les culs-de-sac dilatés des canaux de Lushka : ces concrétions, pour s'échapper vers la cavité vésiculaire, sont obligées d'user devant elles la muqueuse et laissent derrière elles une ulcération. En même temps nous avons indiqué la prolifération considérable des canaux de Luschka et des glandes muqueuses dans certains cas de cholécystites, prolifération à laquelle Zenker semble

(1) Terrier et Auvray. *Chirurgie du foie et des voies biliaires*, tome I, 1901.

attacher une si grande importance dans le développement du cancer primitif des voies biliaires.

2° ***Cancer des voies principales.*** — Dans les cas rares de cancer primitif des voies biliaires principales, on peut supposer également que la lithiase joue un rôle important, le passage ou l'arrêt des calculs créant des irritations chroniques de la muqueuse de ces canaux. Nous n'en voulons pour preuve que ce cas de Brenner (1) : il s'agissait d'une femme de 64 ans, chez qui on avait fait le diagnostic de lithiase avec obstruction du cholédoque. A l'opération, on trouva une vésicule très dilatée avec 74 calculs. On fit une cholécystostomie suivie d'une cholécystentérostomie. La malade mourut au bout de 3 mois et l'autopsie révéla un carcinome du cholédoque avec des ganglions néoplasiques dans le mésentère et des noyaux secondaires dans le foie.

Borelius (2), qui publie 14 cas de cancer primitif des voies biliaires principales, ne croit pas que la lithiase ait ici la valeur qu'on est en droit de lui attribuer quand il s'agit du cancer de la vésicule.

Si cependant la cholécystite calculeuse favorise le développement du cancer vésiculaire, pourquoi ne pas admettre que l'angiocholite favorise le développement du cancer du cholédoque ? Peut être qu'à une angiocholite des voies biliaires intra-hépatiques, pourrait également succéder une dégénérescence néoplasique.

Et ainsi le cancer primitif de la glande hépatique elle-

(1) Brenner. Uber das primäre Carcinom des ductus Choledochus. *Virchow's Archiv*, Vol. CLVIII, page 253, 1899.

(2) Borelius. Ueber das primäre Carcinoma in den Hauptgallengängen *Beitr. z. kl. Chir.* 1908, t. LXI, décembre, p. 239 à 265.

même, résulterait dans certains cas d'une lithiase préexistante. On reconnaît assez volontiers (1) que la lithiase fait partie du groupe des affections (lithiase, alcoolisme, paludisme) qui prédisposent au cancer du foie, mais le lieu de passage reste à élucider.

3° *Cancer du pancréas.* — Au contraire, le cancer du pancréas qui succède à une pancréatite, nous apparaît, après ce que nous avons indiqué plus haut, en rapport beaucoup plus direct avec la lithiase (2), et en particulier avec la lithiase vésiculaire.

Et quand on envisage l'ensemble et la variété de ces complications, on trouve sans doute exagéré l'optimisme de M. Mongour qui disait récemment au Congrès de Genève (1908) : « La lithiase biliaire doit être considérée comme une affection bénigne, malgré les accidents qui peuvent en traverser l'évolution ; et dès lors l'intervention chirurgicale est une thérapeutique d'exception ».

Pour notre part, nous ne saurions souscrire à une telle opinion, et tout en reconnaissant que les accidents lithiasiques ne sont pas d'une extrême fréquence, nous croyons cependant devoir affirmer qu'il ne faut pas attendre leur éclosion. Seule, la persistance des symptômes douloureux résistant à toute médication constitue déjà, à notre avis, une indication opératoire. Et nous nous rangeons à l'avis de M. L. Bernard qui pense que « la thérapeutique de la colique hépatique deviendra un jour uniquement chirurgicale ».

(1) CHAUFFARD. *Traité de médecine*, tome III.

(2) KEHR. (*Ueber Erkrankungen...*) a observé 21 cas de cancer du pancréas, sur 520 laparotomies pratiquées pour lithiase biliaire ou ictère chronique.

TROISIÈME PARTIE

CHIRURGIE

Résultats des différents procédés opératoires dans la lithiase vésiculaire

Le choix d'un procédé opératoire, quand on a décidé une intervention au cours d'une cholélithiase, est un des problèmes les plus discutés de la chirurgie moderne : les uns sont des fervents de la cholecystostomie ; les autres préfèrent la cholecystectomie, et parmi ces derniers, les uns ne font pas de drainage des voies biliaires, les autres l'exécutent toujours.

En réalité, la vérité n'est pas dans l'adoption systématique de tel ou tel procédé. Ici plus que partout ailleurs il faut être éclectique, et savoir régler sa conduite sur le cas qui se présente.

Nous allons étudier les résultats obtenus par chacune des méthodes les plus communément employées : nous chercherons si l'une d'elles, offrant plus d'avantages, ne pourrait être appliquée d'une façon générale, réservant les autres méthodes à quelques cas particuliers et nettement définis.

Si nous éliminons les procédés d'exception (résection partielle de la vésicule, cysticotomie), nous voyons que, quand on se trouve en présence d'une des formes multiples de la lithiase vésiculaire, on peut avoir recours à l'une des quatre opérations suivantes :

1°) *La cholécystendyse*, ou cholécystotomie idéale qui a pour but de débarrasser de son contenu la vésicule calculeuse et de la refermer ensuite.

2°) *La cholécystostomie* qui, après incision de la vésicule, la fixe à la paroi et la draine.

3°) La cholécystectomie, qui aboutit à l'ablation de la vésicule et peut être obtenue après ligature simple du canal cystique, *cholécystectomie sans drainage* ou cholécystectomie idéale ; ou suivie de drainage des voies biliaires principales, *cholécystectomie avec drainage*.

Les deux premières opérations sont dites *conservatrices* ;
Les deux dernières sont dites *radicales*.

CHAPITRE PREMIER

Opérations conservatrices

---

§ 1. — Cholécystendyse

La cholécystendyse (opération de Meredith, qui l'exécuta pour la première fois en 1883) a joui d'une certaine vogue, à une époque où l'on craignait que l'ablation de la vésicule ne retentît d'une façon fâcheuse sur le fonctionnement de l'organisme. C'est ainsi qu'à ses débuts dans la chirurgie biliaire (1890-92), Kehr lui-même, devenu depuis le grand défenseur de la cholécystectomie, avait eu recours à elle. Mais aujourd'hui, elle n'est pour ainsi dire plus pratiquée, et elle serait déjà tombée en désuétude si elle n'avait pour défenseurs des chirurgiens tels que Garré, Kocher et Kümmel.

Garré (Königsberg), sur 103 opérations pour cholélithiase, a pratiqué 19 cholécystotomies simples, une cholécystotomie avec cysticotomie, 2 résections partielles de la vésicule sans drainage (1).

(1) STIEDA. Beitrag zur Chirurgie der Gallenwege. *Beiträge zur klin. Chir.*, volume 47, 1905, p. 654.

Les résultats immédiats sont parfaits. Quant aux résultats éloignés, Stieda rapporte qu'un de ces 22 malades n'a pu être retrouvé, et que, sur les 21 restants, la question des la récidive a pu se poser chez 8 d'entre eux.

Dans deux cas, les douleurs réapparaissent, mais il s'agit d'un procédé de sutures vésiculaires extra-péritonéales, qui fixaient la vésicule à la paroi, et établissaient forcément des adhérences suffisantes pour expliquer ces douleurs. Un autre cas de douleur doit être imputé au nervosisme du sujet. Les deux cas de résection ont été suivis de douleurs dans la région de la cicatrice, sans qu'il soit prouvé qu'il y ait un trouble du côté des voies biliaires ; un de ces deux cas présente des irradiations vers le bras et la cuisse qui se manifestent à certaines heures ; rien ne permet de supposer qu'il s'agisse de récidive vraie. De sorte que, sur ces huit malades, Stieda ne considère plus comme récidive vraie que trois cas.

Sans vouloir discuter cette interprétation, il apparaît que ces résultats sont peu satisfaisants. En effet, si nous totalisons, nous trouvons que, sur 22 cas opérés, l'élève de Garré reconnaît :

	3 récidives vraies, soit	13,6 %
	5 pseudo-récidives —	22,7 %
c'est-à-dire	8 complications tardives	36,3 %

Kocher (1) sur 100 opérations sur les voies biliaires a pratiqué trente et une fois la cholécystotomie simple, une

(1) Kocher et Matti. Über 100 Operationen an den Gallenwegen mit Berücksichtigung der Dauererfolge. *Arch. f. klin. Chir.*, 1906.

fois la cholécystotomie avec cysticotomie, deux fois la cholécystotomie avec cholédocotomie.

Les résultats immédiats sont excellents. Les résultats éloignés ne sont pas meilleurs que ceux de Garré : une de ses malades (cas 28), présente un an après l'opération, des coliques hépatiques. Une autre (cas 32), après avoir vécu quatre ans sans le moindre embarras, présente de nouveau des crises qui ont tous les caractères des crises anciennes. Une troisième (cas 36), également quatre ans après l'opération, est prise de nouvelles douleurs qui surviennent par crises, 5 ou 6 fois par an. Une autre (cas 41), peu de temps après sa sortie de la clinique, se plaint de douleurs gastriques, évacue des calculs biliaires dans ses selles et continue à souffrir. Une autre encore (cas 42), présente, quelques mois après son opération, de nouvelles crises qui se répètent tous les deux ou trois mois et durent plusieurs heures : Kocher, reconnaissant qu'il s'agit d'une récidive vraie, propose à la malade une cholécystectomie. Une sixième malade (cas 52) a présenté de nouvelles crises de douleurs : moins intenses qu'avant son opération. Une autre (cas 57), quatre ans après, a encore des crises de temps en temps. Une autre (cas 60), présente des troubles sans importance aux changements de temps. Une autre (cas 70), trois ans après, n'accuse plus de douleurs survenant par crises, mais se plaint de troubles gastriques. Une autre (cas 72), présente de nouvelles crises avec ictère : il s'agit sans aucun doute d'une récidive vraie. Une encore (cas 81), voit son ictère augmenter immédiatement après l'opération, et dans les 15 mois qui suivent, elle a deux crises de coliques avec frissons et ictère. Une autre enfin (cas 92), opérée en mai 1906 et revue au mois de septembre suivant, a présenté deux fois des crises avec vomissements sans ictère.

Ainsi, sur 34 cholécystendyses, nous relevons :

3 cas (42, 72 et 81) où la récidive est indéniable : soit 8,8 %;

7 cas (28, 32, 36, 41, 52, 57 et 92) où elle paraît moins évidente, mais où il semble cependant qu'il se soit agi de nouvelles crises de coliques hépatiques (récidive ou pseudo-récidive) : soit 20,5 %.

2 cas enfin (cas 60 et 70) où il ne s'agit que de symptômes vagues : soit 5,8 %.

Si nous totalisons, nous trouvons, sur 34 opérés, 12 malades qui ont présenté des troubles ultérieurs : soit 35,2 %.

Enfin Kümmel (1) (Hambourg), sur 228 opérations sur les voies biliaires, a pratiqué (p. 266) 38 cholécystendyses :

16 pour cholécystite chronique récidivante ;
11 — hydropisie vésiculaire ;
11 — empyème chronique.

Un de ces malades meurt après l'opération de péritonite à streptocoque, si bien que 37 quittent la clinique, 33 en bon état, 4 avec fistules.

Et Goldammer signale comme résultats éloignés :

(1) Art. de GOLDAMMER, Beiträge zur Chirurgie den Gellenwegen, *Beitr. z. klin. Chir.* Tubingen 1907, p. 41-272.

4 cas de récidives : soit 10,5 %;
7 — calculs laissés, 18,7 %;
1 — hernie, soit 2,7 %;
4 cas où des douleurs paraissaient résulter d'adhérences : soit 10,5 %.

Ce qui fait, en ajoutant le cas de mort et les fistules dont certaines ont réclamé une seconde intervention :

21 cas suivis de complications : soit 55,2 %.

Et nous ne tenons aucun compte des malades qui n'ont pas donné de nouvelles depuis leur opération.

Quand on envisage ces résultats, il semble que la cause soit jugée, et l'on conçoit qu'en France la cholécystendyse n'ait jamais recruté beaucoup de partisans. Cependant, on ne doit pas considérer seulement ces résultats, car, dans un exposé de faits, il y a toujours quelque chose qui ne permet pas d'être absolu dans ses conclusions.

Mais le raisonnement vient ici à l'appui des faits et permet de condamner à tout jamais la cholécystendyse, comme le faisait Kehr au Congrès de Bruxelles (octobre 1908).

En effet, Garré, Kocher et Kummel réclament pour la cholécystendyse les conditions suivantes : elle doit être pratiquée dans les cas (1) :

1°) Où le col de la vésicule et la muqueuse vésiculaire sont indemnes de toute inflammation ;

2°) Où le contenu liquide de la vésicule biliaire consiste en une bile claire et coulant librement du cystique ouvert

(1) Goldammer, *Loc., cit.*, p. 258.

3°) Où il n'y a dans la cavité vésiculaire que de grands calculs que l'on doit être certain d'enlever en totalité.

Nous répondrons à ces auteurs :

1°) Que la présence d'un gros calcul solitaire n'exclut pas toujours la présence de calculs plus petits qui, encastrés dans la muqueuse, peuvent ne pas être ramenés hors de la plaie, quelque soin qu'on apporte à les rechercher;

2°) Qu'en particulier, des calculs ont pu s'engager dans le canal cystique, et, trop petits pour l'obstruer, permettent à la bile de « s'écouler librement par le cystique ouvert » et ces concrétions échapperont inévitablement à l'opérateur;

3°) Enfin, que l'aspect extérieur d'une vésicule ne permet pas d'affirmer son intégrité. Nous dirons, au contraire, nous basant sur les travaux que nous avons analysés plus haut, que toute vésicule calculeuse doit être considérée comme malade et que, macroscopiquement saine elle peut être, histologiquement, très altérée. Il est possible que l'infection elle-même se soit éteinte, mais que des micro-organismes subsistent encore dans les cryptes de la muqueuse et au fond des canaux de Luschka. Si bien que, le plus souvent, en refermant sa vésicule, on risque de laisser derrière soi une vésicule qui, non seulement est devenue inutile en raison des altérations qu'elle a subies et qui l'empêchent de reprendre ses fonctions premières, mais même dangereuse, car elle n'est pas guérie et qu'à la première occasion pourront reparaître de nouvelles crises de lithiase.

§ 2. — Cholécystostomie

Ces accidents de la cholécystendyse, la cholécystostomie, pratiquée pour la première fois par l'américain Bobbs, en 1867 a précisément pour but de les combattre en créant une voie de dérivation à la bile infectée, grâce à une fistule temporaire qui permet également l'évacuation de calculs qui auraient pu passer inaperçus au cours de l'opération.

Tous les chirurgiens qui ont fait un certain nombre de cholécystostomies ont pu constater ces expulsions secondaires de calculs. Nous citerons par exemple deux cas de M. Hartmann (thèse de Hernette). Goldammer (statistique de Kümmel) rapporte 12 cas semblables. Walther Petersen (1) de la clinique d'Heidelberg (statistique de Czerny) en signale 7 cas et suppose que certains de ces calculs évacués provenaient, non pas de la vésicule, mais d'un point plus éloigné des voies biliaires, canal cystique, hépatique.

Le même Petersen, qui est un ardent défenseur de la cholécytostomie, dit que l'examen bactériologique de la bile qui s'écoule par la fistule, lui a permis de constater la diminution rapide de sa septicité, si bien qu'au bout de 8 jours seulement, la bile était quelquefois stérile, et qu'en tout cas, elle l'était toujours au bout de trois ou quatre semaines. C'est là une constatation qui plaide en faveur du drainage de la vésicule. Mais ce ne sont pas les seuls arguments qu'invoquent les partisans de cette méthode, parmi

(1) PETERSEN. Beiträge zur Pathologie und Therapie der Gallensteinkrankheit *Beitr. z. klin. Chir.*, Vol. XXIII, 1899 p. 705.

lesquels il convient de citer : Mayo-Robson (1), les frères W. et Ch. Mayo (2) (Rochester) ; Czerny (3) (Heidelberg) et ses élèves Petersen et Merk ; Bramann (4) (Halle), Max Schede (5) (Bône) ; Helferich (6) (Kiel) ; Braun (7) (Göttingen), etc...

En effet, ces auteurs disent que la cholécystostomie :

1° Est une opération plus physiologique que les opérations radicales, puisqu'elle ne prive pas l'organisme d'un de ses éléments ;

2° Qu'elle a sur elles l'avantage de conserver « un fil conducteur » pour les opérations qu'on peut être appelé à pratiquer ultérieurement sur les voies principales ;

3° Qu'elle est une opération plus simple et plus rapide ;

4° Enfin qu'elle est moins grave.

1° La cholécystostomie est une opération plus physiologique.

Peut-être, si on avait l'occasion d'opérer une vésicule de très bonne heure, par exemple au moment où elle vient d'être envahie par les micro-organismes qui vont déterminer le processus lithiasique, pourrait-on espérer une guérison absolue.

(1) Mayo-Robson. On the indications and contraindications for the removal of the gall bladder, with a description of the technic and analysis of a series of 57 cases *Brit. Med. Journ.*, 1906, 24 février.

(2) Mayo. A review of 1000 operations for gall-stone disease, with special reference to the mortality, *Amer. J. of the med. Sc.* mars 1905.

(3) Petersen. *Loc. cit.*

(4) Bramann. Th. Fielitz. *Die operative Behandlung der Gallensteinkrankheit und ihre Erfolge in der Klinik des Herrn Prof. von Bramann*, Th. de Halle, 1900.

(5) Max Schede. Th. Heidenheim. *Die Erfolge der Gallenstein operationen* Th. de Bonn 1903.

(6) Helferich. Th. Muller. Reinhold. *Die Gallenstein operationen der chirurgischen Klinik zu Kiel aus den Jahren*, 1899-1901 ; Th. de Kiel, 1902.

(7) Braun. Th. Reinhard. *Beitrag zur Kasuistik der operativ behandelten Fällen von cholelithiasis.* Th. de Göttingen, 1902.

Mais il n'en est jamais ainsi : on opère presque toujours une vésicule atteinte de cholécystite chronique, se présentant avec des caractères spéciaux (hydropisie, etc.) ou bien subissant une poussée aiguë (cholécystite récidivante). Dans tous les cas, la paroi vésiculaire est très altérée : ici, ses tuniques distendues à l'extrême (hydropisie) sont très atrophiées, l'épithélium de la muqueuse s'est aplati, la musculaire n'existe plus qu'à l'état de fibres rares et isolées; là, au contraire, la paroi est très épaissie, la fibreuse surtout est hypertrophiée, à tel point qu'elle représente à elle seule les 4/5 de l'épaisseur totale, et étouffe pour ainsi dire les fibres musculaires qui ont subi parfois un travail de dégénérescence scléreuse.

Que vont devenir de pareilles vésicules après la cholécystostomie? Elles vont se vider de leur contenu, et évacueront au dehors les produits stériles ou infectieux qui les encombrent. Mais nous avons vu plus haut que des micro-organismes pouvaient s'accumuler au fond des canaux de Luschka, ou dans les culs-de-sacs glandulaires plus ou moins augmentés de nombre. Canaux de Luschka et glandes communiquent avec la cavité vésiculaire par des orifices que le moindre catarrhe suffit à oblitérer. De sorte qu'ainsi se trouveront à l'abri les éléments d'une nouvelle infection, tout le temps que durera le drainage : celui-ci cessant, les micro-organismes pourront envahir de nouveau la cavité vésiculaire. Et on peut alors dire de la cholécystostomie qu'elle *draine la vésicule, mais non pas ses parois*.

Supposons cependant que tout élément infectieux disparaisse. La vésicule pourra-t-elle guérir physiologiquement, c'est-à-dire reprendre ses fonctions premières? Certainement non. Si la muqueuse se régénère grâce aux cellules des cryptes qui ne sont pas altérées, la musculaire, atrophiée ou étouffée par la fibreuse épaissie, ne pourra plus avoir aucune action. La vésicule n'est donc plus qu'un élément sans utilité » et l'opération qui paraît alors la plus physiologique est celle qui en débarrassera l'organisme.

D'autant plus que non seulement il ne faut pas espérer la guérison d'une vésicule simplement drainée, mais il faut encore la considérer comme un organe dangereux;

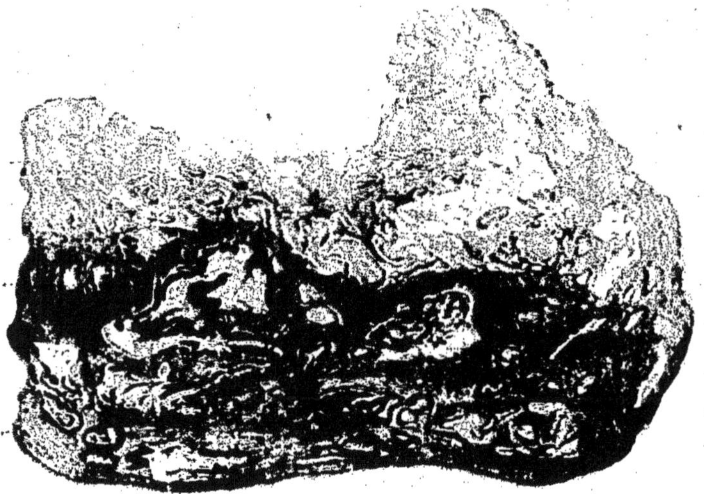

Fig. 11.

en ce sens, qu'elle peut subir des transformations néoplasiques, aussi bien que si elle n'avait pas été opérée du tout, et servir de point de départ à une infection qui envahira le pancréas (cholecysto-pancréatite), puisqu'elle contient dans ses parois les éléments suffisants à cette infection.

Pour ce qui est des lésions du cancer, nous avons dit qu'au début elles passent facilement inaperçues au cours de l'opération. Le Dr Lecène a bien voulu nous communiquer une coupe de vésicule que nous avons fait reproduire (Fig. 11 et 12). Macroscopiquement cette vésicule

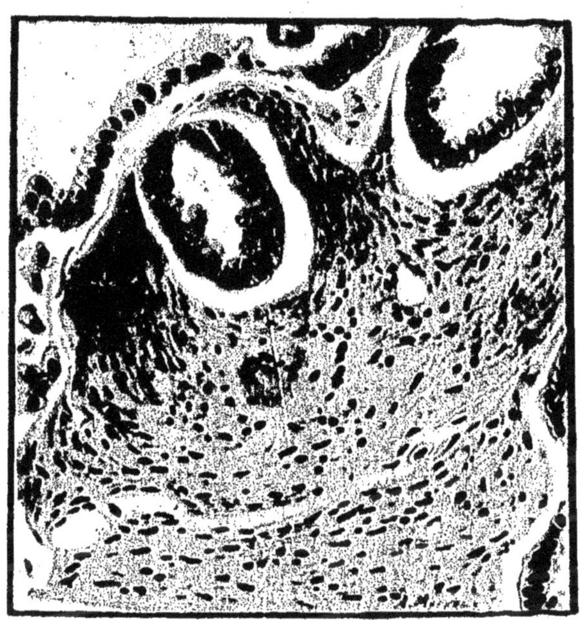

FIG. 12. — *Même figure à un plus fort grossissement.*

ressemblait à une vésicule atteinte de cholécystite : l'examen histologique seul a montré qu'il s'agissait d'un cancer. Un partisan de la cholécystostomie se serait certainement contenté de cette opération; on voit quelle en eut été la conséquence.

2° Le second argument en faveur de cette opération, a s[illegible]ite plus de valeur : il est certain que la découv[illegible] voies biliaires principales devient très difficile ch[illegible] malades qui sont privés de leur vésicule, et, en outre, cette absence de vésicule ne permet pas d'exécuter une cholécysto-duodénostomie et de dériver ainsi vers l'intestin le cours de la bile, dans les cas d'obstruction du cholédoque.

Mais, comme nous le verrons plus loin, il est rarement impossible de vaincre ces difficultés ; d'autre part, le plus sûr moyen de ne pas avoir à recourir à ces opérations ultérieures, consiste sans aucun doute à se débarrasser de la vésicule, car c'est le plus souvent après sa conservation qu'on est obligé d'intervenir de nouveau. On ne pratique du reste pas la cholécystectomie sans s'être rendu compte de l'état des voies biliaires principales et de la glande pancréatique. Et quand celles-ci sont en bon état, il y a tout lieu de croire qu'on ne sera plus obligé d'intervenir.

3° Il est en effet, en chirurgie biliaire, une règle de conduite à laquelle il faut être fidèle : à moins de cas exceptionnels (foyers suppurés péricholécystiques), on doit toujours vérifier par la vue ou le toucher, l'intégrité des voies biliaires principales et du pancréas.

Or, une telle exploration complique déjà la technique de la cholocystostomie, et les auteurs nous enseignent encore que, si on veut obtenir un drainage parfait et éviter certains inconvénients (fistules, etc.), il faut recourir à des procédés (drainage de Poppert (1) drainage de Mac Burney (2) qui prolongent la durée de l'opération et ne sont pas sans difficulté. Cependant il convient de reconnaitre que, dans certains cas, la cholecystostomie est une méthode simple fournissant de bons résultats immédiats qui a permis à ses partisans de louer sa bénignité.

4° En effet, il suffit de parcourir les diverses statistiques publiées pour constater que la mortalité entre les mains de certains chirurgiens, est très peu élevée.

1° Résultats immédiats.

Les frères Mayo, jusqu'en 1905, ont pratiqué dans des cas de maladies limitées à la vésicule biliaire, 573 cholécystostomies et ont eu 14 morts, soit 2,46 %.

Dans leur dernière publication (3), ils arrivent à un total global de 845 cholécystostomies sur 1.500 opérations, avec une mortalité de 2,13 % qui, dans les 278 dernières cholecystostomies (sur 500 opérations) pratiquées, s'abaisse encore à 1,47 %.

Kehr (4), jusqu'à la fin de l'année 1907, a pratiqué 1309 laparotomies pour cholélithiase, parmi lesquelles se trouvent 295 opérations conservatrices (cholécystostomies, cholécystendyses ou cysticotomies, avec 6 morts, soit, à peu près, 2 %, et il rapporte également une dernière sta-

(1) KEHR. Gallensteine. Congrès international Bruxelles, 1908, p. 56.

(2) COLLINS. Cholelithiasis; with a report of some operation cases of Dr Charles M. Burney *Medical News*, 1898, p. 686.

(3) MAYO A. Review of 1.500 operations upon the gall-bladder and bile-passage with especial reference to the mortality. *Am. of surg.*, Phil., 1907, XLIV, p. 209-16.

(4) KEHR. *Gallensteine*, p. 56.

tistique des frères Mayo, de 1904 à 1906, qui se répartit ainsi :

En 1904,	152 cholécystostomies	avec	5 morts
En 1905,	177 —	—	1 —
En 1906,	206 —	—	0 —
Total...	535	Total...	6

Soit un peu plus de 1 %.

A. Schott (1) rapporte les cas opérés à la clinique de Heidelberg, par Petersen et Merck :

Petersen a	63 cholécystostomies	avec	2 morts
Merk a	88 —	—	0 —
Total...	151	Total...	2 —

Soit 1,3 %.

Mayo-Robson (2) a fait 410 cholécystostomies, pour des cas de cholelithiase, sans affection grave concomittente, et il a eu 8 morts : soit 1,9 %.

Hartmann (3), sur 47 opérations conservatrices, a eu 1 mort : soit 2,1 %.

Et encore s'agissait-il là d'une malade opérée in extremis, pour une suppuration diffuse des voies biliaires.

Von Bardeleben (4), sur 70 cholécystostomies signale 3 morts : soit 4,28 %.

Körte (5) sur 135 cholécystostomies, signale 8 morts : soit 5,9 %. Parmi ces morts, 3 résultent de complications

(1) Schott. — Uber Dauerheilungen nach Gallensteinoperationen. *Beitr. z. klin Chir.*, 1903, vol. XXXIX, p. 437.

(2) Rapp. p. Kehr., Gallensteine p. 63.

(3) Hartmann. Congrès international de Bruxelles, 1908.

(4) Von Bardeleben. *Erfahrungen über Cholecystectomie und Cholecystenterostomie nach 286 Gallenstein-laparatomien.* Iéna, 1906,

(5) Körte. *Beiträge zur Chirurgie der Gallenwege und der Leber*, 1905.

antérieures à l'opération (abcès péri néphrétiques, cancer ducôlon, crises épileptiques).

Riedel (1), sur 98 cholécystostomies, en un ou deux temps, pratiquées pour hydropisie et empyème, ne signale aucun décès.

Kocher (2), sur 100 opérations pratiquées sur les voies biliaires, jusqu'en 1906, a eu 19 cholécystostomies sans un seul décès : soit 0 %.

De même Helferich, sur 33 opérés, a pratiqué 10 fois la cholécystostomie en un temps, une fois la cholécystendyse, et une fois la cholécystostomie en deux temps, sans un seul décès.

Ces deux opérateurs ont pu avoir une série heureuse : mais, en raison du peu d'opérations relatées, on ne peut en tenir grand compte.

Au contraire, Max Schede a eu une mort sur 5 cholécystostomies en deux temps ; et pas un seul décès sur 8 cholécystostomies en un temps, Soit, au total, une mort sur 13 opérés, soit : 7,6 %.

Braun, sur 17 cholécystostomies en un temps, a 2 morts
sur 16 — deux — — 1 —

Soit : 33 cholécystostomies avec 3 morts : 9,09 %.

Kümmel, sur 82 cholécystostomies, a 9 morts, soit 9,7 %.

Bramann, sur 45 cholécystostomies en un temps, a 5 morts, soit 11,1 %.

Riese (3), sur 30 cholécystostomies, a 4 morts, soit 13,3 %.

(1) RIEDEL. Zur Debatte uber die Gallenstein fragein Dusseldorf., *Mitt. a. Grenzg.* 1899., vol. IV., p. 4.
(2) KOCHER et MATTI. *Loc. cit.*
(3) RIESE, Erfahrungen am dem Gebiete der Chirurgieder Gallenwege *Deut. med. Woch.*, 16 Février 1905.

Garré, sur 19 cholécystostomies simples, ou compliquées de cysticotomies, a 3 morts ; 2 sans doute à cause de calculs laissés dans le cholédoque, la troisième due a un carcinome : soit 15,7 %.

Aussi Stieda qui rapporte la stastistique de Garré, n'hésite-t-il pas à s'écrier, en donnant ces résultats qu'il compare à ceux de la cholécystendyse (20 cas sans un seul décès). « Autrement dangereuses sont les méthodes conservatrices avec drainage » (p. 694).

De même Karl Löbker (1), qui pratique volontiers la cholécystendyse, quand il peut opérer de façon précoce, opération qui lui a donné 37 guérisons sur 37 opérés, signale 2 morts sur 12 cholécystostomies, soit 16,6 % ; mais il est juste de dire qu'il ne s'adresse à ce mode opératoire que dans les cas exceptionnels, où il est obligé d'opérer en deux temps, ou dans les cas où il n'a pu s'assurer de la perméabilité absolue ou de l'absence de calculs dans les voies sous-jacentes.

Nous ne devons donc tenir qu'un compte très relatif de ces dernières statistiques (Garré, Lobker), puisqu'il s'agit de chirurgiens qui n'ont recours à cette méthode que dans les mauvais cas.

Et nous arrivons en somme à cette conclusion, que la moyenne de la mortalité dans la cholécystostomie, ne dépasse guère 2 % entre les mains des meilleurs opérateurs. Ces résultats paraissent excellents.

(1) Karl Löbker. Erfahrungen auf den Gebieten der Pathologie und chirurgischen Therapie der Cholelithiasis. *Mitteil. a. den Grenzgeb.* 1899, vol. IV, p. 1.

2° Résultats éloignés.

Mais c'est une erreur de n'envisager que les résultats immédiats : il faut suivre les opérés, et tenir surtout compte des résultats éloignés, pour juger la valeur d'un mode opératoire. Or, dans la chirurgie biliaire, il faut bien dire que, la cholécystostomie est, avec la cholécystendyse, l'opération qui ramène le plus souvent les malades auprès du chirurgien : soit que de nouveaux accidents lithiasiques aient reparu, soit que des troubles (phénomènes gastriques ou intestinaux, douleurs, etc.) qu'on peut mettre sur le compte d'adhérences, soient survenus, soit que la fistule ne se soit pas refermée ou que la cicatrice distendue ne fasse hernie.

1° ***Récidives.*** — Nous avons dit plus haut, que la question de savoir si le processus de la formation des calculs ne se joue qu'une fois, ou peut se répéter, fait encore l'objet de discussions. Il est par conséquent bien difficile de parler de néoformations de calculs après les opérations sur les voies biliaires. En effet, Riedel, Löbker et Czerny affirment n'avoir jamais vu de récidives vraies. Cependant, s'il est vrai que les causes principales résident ne une infection et une stase de la bile, on ne voit pas pourquoi le processus ne se reproduirait pas, à moins d'admettre un troisième facteur dont l'existence nous échappe.

Du reste, plusieurs faits tendent à prouver que le processus de formation des calculs peut se reproduire : dans des cas relativement fréquents, on trouve dans une même vésicule des grands et des petits calculs : s'ils étaient de même âge, ils devraient, semble-t-il, avoir les mêmes dimensions et nous croirions volontiers, avec Körte, que les calculs plus petits sont les plus jeunes. D'autres fois, avec des calculs à facettes entassés dans la vésicule, on trouve, enclavé dans le col, un calcul muriforme dont l'extrémité vésiculaire ne s'est pas usée au contact des autres calculs, comme si, antérieur aux autres, il avait eu déjà une solidité suffisante, quand ils se sont formés.

Il se peut, du reste, qu'à côté de calculs durs, on rencontre de petits amas mous, facilement compressibles, qu'on a le droit de considérer comme des calculs en voie de formation.

Aussi Stolz (1) admet-il que le processus de formation des calculs peut se reproduire. Dans ce cas, on ne voit pas pourquoi il n'y aurait pas de néoformations calculeuses dans des vésicules antérieurement malades qui n'ont pas été extirpées (opérations conservatices).

Körte cite 9 cas de récidives, parmi lesquels 6 paraissent absolument probants, surtout les deux suivants :

1er Cas, n° 5. — Malade opéré le 24 août 1891, cholécystotomie : calcul solitaire à l'entrée du cystique, de la grosseur d'un œuf de pigeon, les voies biliaires sont certainement libres. Suture de la vésicule. *7 ans après*, nouvelles coliques avec ictère. Körte considère comme impossible qu'il ait pu laisser passer inaperçu un seul calcul : du reste le long intervalle qui s'est écoulé avant la réapparition des crises ne parle pas en faveur d'un oubli.

2e Cas, n° 9. — Empyème aigu de la vésicule. 9 mars

(1) Stolz, *Naturf. Vers.* 1902, Karlsbad. Ref. *Centralbl. f. Chir.* 1902, 48.

1894, cholécystostomie. On enlève 4 calculs et on draine. Le 2 mai 1900, réadmission pour de nouvelles attaques de coliques survenues depuis janvier 1900, c'est-à-dire 6 ans après l'opération. Evacuation de 2 calculs, qui, fait à remarquer, ne contenaient pas, comme noyau, de corps étrangers (fils, etc...).

« Il me paraît remarquable, ajoute Körte, que tous les cas avaient été opérés avec conservation de la vésicule, sauf un cas (cas 132) où elle avait été enlevée en un second temps, 8 semaines après la première intervention » (1).

J. Malcolm (2) (London), au cours d'une discussion sur la cholécystectomie, à la British Médical Association, rapporte le fait suivant : « Je me rappelle un cas dans lequel il y avait une vésicule en sablier et un calcul unique près de la base. J'ai enlevé la partie distale de la vésicule, et, comme il ne semblait plus y avoir d'autre obstacle et que la longueur de la vésicule était suffisante, j'ai vidé et drainé la partie proximale et l'ai laissé fermer après un certain temps. Mais les symptômes sont revenus, et il est clair qu'il y a aujourd'hui une obstruction qui provoque des symptômes semblables à ceux qui existaient auparavant ».

Kehr du reste, quoique n'ayant jamais pu observer de calculs néoformés, admettait théoriquement la possibilité d'une récidive vraie, comme le témoignent toutes ses publications jusqu'en 1908. Or, il lui a été donné récemment d'observer trois cas qui parlent en faveur de cette hypothèse (3) : au cours de l'opération, on avait trouvé chaque

(1) KÖRTE. *Loc. cit.* Nous rapportons plus loin (p. 162) ce cas 132.
(2) MALCOLM. Discussion on the indications for perfoming Cholecystectomy, *Brit. Med. J.* 1907, t. 2, p. 877.
(3) KEHR. *Gallensteine* (p. 74).

fois un grand calcul solitaire, ovale. « Et, ajoute Kehr, en raison de ce fait, une récidive vraie me paraît beaucoup plus probable qu'une fausse ».

Les opérations initiales étaient, comme chez Körte, des opérations conservatrices (2 cholécystendyses, une cholécystostomie).

En tout cas, même si on nie la possibilité d'une récidive du processus lithiasique, on peut toujours admettre que des calculs sont susceptibles de se développer aux dépens de noyaux préexistants. Or, en étudiant les lésions d'une vésicule calculeuse, nous avons montré, nous appuyant sur les constatations d'Aschoff et d'Ehrhardt, qu'au fond des canaux de Luschka dilatés, au fond des cryptes glandulaires, on rencontre parfois de petites concrétions, qui, lorsque la fistule sera fermée, continueront à se développer, puis ulcèreront la muqueuse et tomberont alors dans la cavité vésiculaire. Quand, avec ces concrétions, se trouvent des micro-organisme, ceux-ci peuvent déterminer un catarrhe de la muqueuse, condition éminemment favorable pour permettre l'accumulation de cholestérine autour des concrétions.

Or, il est bien certain que le drainage, pas plus que les lavages répétés de la cavité vésiculaire n'auront de prise sur ces petits calculs en miniature; (et, en particulier dans la vésicule que nous avons fait dessiner (*fig.* 9 et 10), nous nous demandons ce que seraient devenus ces calculs enclavés dans la paroi si on s'était contenté d'une simple incision).

Cette hypothèse, proposée par Ehrhardt (1), a été ac-

(1) EHRHARDT. Zur Aetiologie der Rezidive und Pseudo-Rezidive nach Gallensteinoperationen. *Deutschemed. Wochens*, 1907., tome XXXIII, 547-549.

ceptée avec enthousiasme par Kehr (1) : elle explique en effet la réapparition des calculs, dans des cas où tout porte à croire que pas une concression n'a pu être abandonnée dans les voies biliaires au cours de la première intervention (explorations soigneuses, calculs solitaires).

Elle explique également ce fait qu'on n'observe guère cette reproduction de calculs qu'à la suite de la cholécystendyse ou de la cholécystostomie. Et elle devient ainsi un puissant argument contre les opérations conservatrices.

Si l'on parcourt les statistiques, on voit qu'en effet, à côté des Mayo qui n'accusent aucune récidive après leurs 845 cholécystostomies, nombreux sont les chirurgiens qui rapportent des cas de récidive.

Par exemple, Bramann, sur 38 cholécystostomies, reconnait une récidive, soit 2,6 %.

Kümmel, sur 82 cholécystostomies, en rapporte six, soit 7,5 %.

Körte avoue six récidives sur 135 cholécystostomies, soit 4,4 %.

Et Braun, sur 33 cholécystostomies, dont 16 en deux temps, aurait eu quatre récidives, soit 12,1 %.

Mais il est juste de dire que ces résultats ne peuvent pas être considérés comme définitifs, car il est bien difficile d'établir la part qui revient aux récidives et aux pseudo-récidives.

2° *Pseudo-Récidives*. — En effet, les troubles qui surviennent peuvent être des accidents lithiasiques dus à la

(1) Kehr. *Drei Jahre Chir...*

présence de calculs qui n'ont pas été évacués; ils peuvent simuler les accidents douloureux de la lithiase et être dus simplement à des *phénomènes inflammatoires sans calculs*, ou résulter de tiraillements dus à des *adhérences*. Nous ne parlerons pas des cas qui sont de nature hystérique et qui ne doivent pas entrer en ligne de compte dans les résultats obtenus par tel ou tel procédé opératoire.

a) *Calculs laissés à l'opération.* — Nous avons vu plus haut que fréquemment on observait une évacuation secondaire de calculs par la fistule de la vésicule biliaire. Ces calculs peuvent provenir quelquefois du cystique, d'autres fois de l'hépatique ou des voies biliaires intrahépatiques. Ils restent enchassés dans les plis de la muqueuse que les phénomènes inflammatoires avaient œdématiée, et, comme ils sont habituellement petits, ils ont facilement échappé à la palpation la plus minutieuse, à l'exploration la mieux faite. Quand l'inflammation s'atténue, l'œdème de la muqueuse tend à disparaître : les calculs sont libres, et, avec le rétablissement du flux biliaire, ils sont évacués en partie vers l'intestin, en partie vers la vésicule biliaire et, de là, à l'extérieur. En général, il n'en résulte rien de fâcheux pour la guérison définitive, surtout si le passage vers l'intestin est libre. Mais quand ces calculs arrivent dans la vésicule, après que la fistule s'est oblitérée, ils peuvent y séjourner, s'y accroître et provoquer de nouveaux accidents de lithiase ; ou bien, obstruant le cystique, ils déterminent en arrière d'eux une accumulation de mucus qui force et ouvre la fistule déjà fermée. Quand ces accidents sont précoces, on peut supposer qu'il s'agit de calculs assez volumineux qui, au moment de l'opération, étaient déjà encastrés dans la muqueuse vésiculaire. Sendler estime même que si, après une cholécystostomie, malgré une exploration soigneuse, on voit la fistule évacuer des calculs, ceux-ci proviennent le plus souvent de la vésicule. C'est également l'avis de Körte : pour cet auteur, au cours de cholécystostomies pour inflammation aiguë de la vésicule, le doigt explorateur peut passer, sans les reconnaître, à côté de calculs logés dans les plis de la muqueuse. C'est ainsi que, dans 4 cas d'empyème aigu, il avait laissé passer inaperçus des calculs qu'il a dû enlever par une opération ultérieure.

A la suite d'accidents anciens ayant déterminé des adhérences épaisses, des perforations et des communications pathologiques avec l'intestin, il devient très difficile de pratiquer l'exploration des voies biliaires et de s'assurer qu'elles sont libres.

Kuhn (1) se sert, dans ces cas-là, d'une sonde spirale qui porte à son extrémité un bouton, et qui est munie d'un mandrin coudé. Pour s'assurer de la perméabilité des voies biliaires, il la remplit de sérum stérilisé qu'il injecte par un tube de caoutchouc, après fermeture préalable de la fistule vésiculaire autour de la sonde. Malgré toutes les précautions, des calculs passent encore souvent inaperçus.

Williams (2) en rapporte plusieurs cas.

(1) KUHN, Cité par H. MOHR. Ueber Recidive nach Operationen an den Gallenwegen. *Sammlung klinischer Vorträge*, Chirurgie n° 89, p. 219, 1900-1903, Leipzig.

(2) WILLIAMS. Critical analysis of 186 operations upon the liver and gall passages and the after results. *Med. a. Surg. Report Presbyterian Hosp.* N. Y. 1906, VII p. 55-104.

Kümmel estime qu'il a dû laisser des calculs dans 10 de ses 83 cholécystostomies, soit 12,9 %.

Kehr a pu se rendre compte qu'il en avait laissé dans 5,5 % de ses opérations conservatrices, alors que, dans les cholécystectomies, ce chiffre s'abaisse à 1 %.

b) *Coliques inflammatoires.* — Mais, d'autres fois, après une opération pratiquée sans encombre, et au cours de laquelle tous les calculs ont été enlevés, on voit survenir de nouvelles coliques typiques. Médecin et malade croient qu'il y a récidive, que de nouveaux calculs se sont formés : on ouvre et on ne trouve aucun calcul. Il faut donc rapporter ces coliques à une autre cause ; pour Kehr, il s'agirait alors le plus souvent de phénomènes simplement inflammatoires.

Riedel (1), en particulier, tient toute colique comme manifestation d'une lésion inflammatoire causée par l'irritation de corps étrangers. Naunyn et ses élèves, Ehret et Stolz, partagent cette opinion. Il peut donc y avoir des coliques dans des cas de cholécystite sans calculs. S'il en est ainsi, on conçoit que des phénomènes douloureux apparaissent après la cholécystostomie : quand la fistule opératoire s'est oblitérée, le drainage cesse ; s'il reste encore quelques éléments infectieux, ceux-ci entretiendront la vésicule dans un état d'inflammation chronique, qui, à la moindre cause, subira des poussées aiguës, déterminant des phénomènes douloureux. Cette cause peut être un traumatisme quelconque, même léger, coup, pression, qui, pour Kehr et Riedel, suffira à réveiller l'inflammation vésiculaire. Il peut se

(1) RIEDEL. *Die Pathogenese, Diagnose und Behandlung des Gallensteinleidens* Jena 1903.

faire que les coliques apparaissent tardivement, des mois et des années après l'intervention, et ce sont précisément ces cas qui sont interprétés à tort comme des récidives vraies.

D'après Kehr, les coliques inflammatoires ne se produisent jamais qu'après une cholécystostomie. Cet auteur publie (*Langenbeck's Archiv.* Vol. LXI. p. 673) les observations de 12 cholécystostomisés, qui, ultérieurement, s'étaient plaints de douleurs, de coliques. A l'examen, la région vésiculaire était douloureuse, la cicatrice saillante et légèrement rouge ; la ponction faite avec une aiguille fine chez 5 d'entre eux, ramena de la bile trouble contenant des coli-bacilles témoignant d'une cholécystite.

Les attaques de coliques d'origine inflammatoire sont, en réalité, sous la dépendance d'une stagnation de la bile, car, dans les cas où l'on draine de nouveau ces vésicules, les phénomènes douloureux cessent rapidement. On conçoit alors que toutes les causes qui empêcheront l'évacuation de la bile favoriseront l'apparition de ces coliques inflammatoires.

C'est ainsi que fréquemment elles se manifestent à la suite de la fermeture trop précoce de la fistule opératoire : la moindre sténose (bouchon de mucus par exemple) qui oblitère le cystique, suffira pour déterminer la stase biliaire. Aussi l'hydropisie secondaire à l'opération est-elle considérée (Kehr) comme un état éminemment favorable à l'apparition de coliques inflammatoires. Du reste, quand il s'agit d'une paroi déjà altérée, la tension aiguë qu'elle subit, peut également déterminer une attaque de coliques (Lucke).

La stase peut être également provoquée par des coudures de la vésicule ou des voies biliaires, des tiraillements qui arrêtent le flux biliaire : c'est, par exemple, ce qui se passe dans certaines cholécystostomies où la vésicule n'a pas été implantée assez haut dans la plaie (Kehr). Mais c'est surtout ce qui se produit à la suite d'adhérences, qui brident les voies biliaires, ou tiraillent une vésicule enflammée.

c) *Adhérences.* — Il est même fréquent de voir survenir des troubles douloureux dus à des adhérences seules, sans phénomènes inflammatoires surajoutés, soit que celles-ci agissent sur les voies biliaires, gênant le cours de la bile; soit qu'elles s'étendent aux organes voisins : elles causent alors des flexions de l'intestin, des tiraillements de l'estomac ou coudent le pylore. Le plus souvent, il n'y a pas de douleurs proprement dites, mais des embarras variés, simulant les affections les plus diverses et quelquefois déterminant des accidents graves (sténose pylorique, occlusion intestinale).

Les adhérences peuvent préexister à l'opération, résultant d'une peri-cholécystite plus ou moins intense, quelquefois d'une communication cholécysto-intestinale. Quand on opère de bonne heure, ces adhérences sont souples et faciles à rompre, mais quand il s'agit de lésions anciennes, elles sont devenues solides, ont déplacé les organes définitivement, si bien que, même si on arrive à les détruire, ceux-ci reprennent souvent leur situation anormale.

Mais ces adhérences peuvent également résulter de l'opération elle-même : et, en particulier, elles se produisent fréquemment à la suite de la cholécystostomie. La fixation à la paroi du fond de la vésicule détermine opératoirement une adhérence, qui pourra, plus tard, tirailler cette vésicule, et causer des douleurs, à l'occasion de certains mouvements. D'autre part, la vésicule, que l'on fixe ainsi, est souvent très altérée, et son drainage ne met pas toujours à l'abri des phénomènes de péricholécystite qui évolueront par la suite, créant à leur tour de nouvelles adhérences avec les organes voisins.

C'est ainsi que Kehr aurait observé des phénomènes douloureux qu'il rapporte à des adhérences, dans 17 % des cas de cholécystostomies, alors que, dans les opérations radicales, ce chiffre s'abaisserait à 1 % (Mohr).

Au Congrès de Bruxelles, Kehr publie les chiffres suivants qui portent sur la totalité de ses opérations :

de 1890 à 1900, sur 302 opérés, 17 % de coliques d'adhérences
— 1900 — 1904, — 357 — 5 % — — —
— 1904 — 1907, — 226 — 4 % — — —

Et il attribue ce résultat à ce que les opérations conservatrices ont été limitées de plus en plus en faveur de la cholécystectomie.

3° *Fistules*. — D'autres fois, les malades ne se plaignent pas de douleurs, mais s'inquiètent de ne pas voir se tarir leur fistule.

La persistance de la fistule, est, en effet, un des gros ennuis de la cholécystostomie. Sans doute il ne faut pas souhaiter une fermeture trop rapide de cette fistule, nous en avons vu tout à l'heure les inconvénients ; mais cependant, quand cette fistule persiste au delà de 3 ou 4 semaines, on ne peut, comme Schede, se déclarer satisfait et dire avec lui qu'elle « fortifie tellement la muqueuse vésiculaire que celle-ci peut plus tard résister avec succès aux irritations inflammatoires » (Heidenheim) (1).

Il faut, au contraire, tenir pour une complication toute fistule qui dure plusieurs mois, car elle peut affaiblir le malade et elle contribue à diminuer la résistance de la paroi abdominale. Certains chirurgiens, du reste, ont tellement compris l'utilité d'obtenir une bonne réunion, dès que le drainage est suffisant, qu'ils ont imaginé divers procédés pour obvier aux inconvénients de la persistance des fistules (procédé de Poppert, procédé de Mac Burney).

La persistance de la fistule reconnait pour cause essentielle : soit une oblitération du cholédoque (calculs, cancer, pancréatite) et c'est alors de la bile qui s'écoule; soit, beaucoup plus souvent, une oblitération du cystique (calculs, coudure, bride, etc.), et elle évacue du mucus ou un liquide muco-purulent. Tout le temps que l'obstacle ne sera pas levé, la fistule ne se tarira pas. Quand il s'agit d'une fistule biliaire, on opère rapidement pour rétablir le cours de la bile vers l'intestin, sans quoi le malade ne tarderait pas à présenter des symptômes graves d'amaigrissement. Quand il s'agit, au contraire, de fistule muqueuse, souvent le malade refuse une seconde intervention, et il n'est alors pas rare de voir subsister ces fistules 4, 5 ans et plus.

Cette complication paraît fréquente, si l'on consulte les statistiques.

Kehr, sur 23 cholécystostomies (1904-1907), observe 4 malades qui quittent sa clinique avec une fistule et,

(1) Heidenheim. *Loc., cit.*, p. 40.

comme il n'envisage pas les résultats éloignés, on ne sait si ces fistules se sont fermées spontanément.

Dans la statistique de Kocher, nous trouvons, sur 12 cholécystostomies, 4 fistules qui ne se sont pas fermées.

Bramann, sur 24 cholécystostomies en un temps, en a 5 qui partent également avec une fistule.

Sur les 74 cas de cholécystostomie qui ont survécu à l'opération (82 avec 8 morts), Kümmel doit réopérer 12 malades pour fistule : soit 16 %.

Körte, sur un ensemble de 135 cholécystostomies, note 4 fistules permanentes qu'il doit réopérer : soit 3,7 %.

Garré, sur 19 cholécystostomies, voit une fistule qui n'est pas fermée un an après et une autre réouverte tardivement : soit 10 %.

Tant qu'à Braun, ses résultats sont tout à fait défavorables : sur 17 cholécystostomies en un temps, 2 fistules persistent encore 1 an après, l'autre trois ans après ; sur 16 cholécystostomies en deux temps, 4 fistules : soit 25 %. L'une est réopérée 5 semaines après la 1re opération (sans résultat) ; une autre n'est pas fermée au bout de quatre mois ; une 3e persiste encore 2 ans après ; la 4e enfin, présente pendant 6 mois des alternatives d'ouverture et de fermeture, elle finit par se tarir, mais il en résulte une hernie.

4° *Hernies*. — La hernie apparaît donc comme une complication de la fistule vésiculaire. La présence de cette fistule crée en effet un point faible qui, quand elle va s'obstruer, sera remplacé par du tissu de cicatrice, tissu sans résistance, qui se laissera forcer d'autant plus facilement qu'il comble un espace plus large.

C'est ce qui se passe quand, à la suite d'une incision d'abcès appendiculaire, par exemple, on est obligé de drainer : on a de grosses chances pour voir un jour se développer une hernie dans la cicatrice.

Mais ici le danger est surtout la persistance du drainage. En effet, Kehr signale que, depuis qu'il a recours au drainage imperméable de Poppert, la persistance de la fistule à la suite de la cholécystostomie est plus rare et les hernies sont devenues tout à fait exceptionnelles.

Cependant, en parcourant les statistiques, nous avons noté les résultats suivants :

Petersen et Merck, d'après Schott, auraient eu 10 % de hernies dans les cholécystostomies qu'ils ont pratiquées de 1887 à 1900.

Braun, sur 33 cholécystostomies, aurait constaté 2 hernies : soit 6 %.

Dans la statistique de Körte, on retrouve 4 hernies dont 1 douteuse, à la suite de ses cholécystostomies.

Kümmel signale 4 hernies sur 74 malades qui ont quitté sa clinique.

Tant qu'à Kocher, il n'en signale pas un cas, pas plus du reste, que Kehr, dans les 23 dernières cholécystostomies qu'il a pratiquées, de 1904 à 1907.

Il est juste, du reste, de reconnaître que ces résultats favorables sont en partie dus aux soins que l'on apporte de plus en plus, en chirurgie biliaire, dans le tracé de l'incision et la reconstitution de la paroi. Mais nous ferons cependant remarquer avec Mack (1), que Kehr se méprend peut-être

(1) MACK. Die Cholecystostomien der Heidelberger chirurgischen Klinik, 1901-1906, *Beiträge zur klin. Chir.*, 1908, t. 57, f. 3, avril, p. 543.

sur la valeur réelle du mot « hernie ». En effet, on lit dans Kehr : « des points mous se forment fréquemment dans la cicatrice, mais un bandage abdominal les protège et ne laisse pas se développer si facilement une vraie hernie. De vraies hernies, c'est-à-dire, celles dans lesquelles, à l'effort et à la toux, de l'épiploon ou de l'intestin font saillie dans un sac herniaire au niveau de la cicatrice, sont de grandes raretés ». Mais la saillie au dehors d'un sac et de son contenu n'est nullement nécessaire pour constituer une hernie. Est-ce que, par exemple les hernies para- ou sus-ombilicales viennent dans la main sous l'effort ou la toux comme le ferait une grosse hernie inguinale ?

Dans le cas qui nous occupe, il suffit d'une déhiscence du fascia pour qu'on puisse parler de hernie post-opératoire, quelles que soient les dimensions de l'orifice. Or, comme dans les petites hernies dont nous parlions tout à l'heure, ce sont précisément ces petites fissures herniaires qui font souffrir le malade, d'autant plus que souvent se développent à leur niveau des adhérences qui les unissent à l'intestin ou à la vésicule biliaire. Sous l'influence de la moindre augmentation de pression intra-abdominale, l'adhérence se tend et tire sur l'organe auquel elle est fixée, déterminant une douleur plus ou moins vive.

Il résulte de ce que nous venons de dire que les hernies sont certainement plus fréquentes à la suite de la cholécystostomie que ne le signale Kehr. Et à cette occasion, nous ferons remarquer combien il est difficile parfois d'interpréter exactement les statistiques des différents auteurs.

Cependant, il semble bien que la cholécystostomie

n'offre pas, au point de vue post-opératoire, les résultats heureux qu'semblent lui attribuer des chirurgiens comme Mayo-Robson et les frères Mayo.

Pour s'en convaincre, il suffit de voir combien de fois la cholécystostomie a nécessité une seconde intervention. Par exemple, M. Hartmann, après 45 cholécystostomies ou résections partielles de la vésicule qui ont survécu à l'opération, a dû pratiquer 3 cholécystectomies secondaires (1 fois pour vésicule restée enflammée et douloureuse, 2 fois pour petits calculs laissés); 2 cholédocotomies secondaires (pour calculs laissés à la première opération). Soit en tout cinq opérations secondaires sur 45 cholécystostomies, c'est-à-dire 11,1 %.

Williams, sur 49 cholécystostomies, a réopéré ses malades 9 fois : soit 18 %.

Et Kümmel sur les 74 cholécystostomies qui ont quitté sa clinique, a dû recourir 13 fois à une intervention secondaire : soit 17,5 %.

Nous rappellerons encore les conclusions auxquelles arrive W. Mack dans son article sur les cholécystostomies pratiquées à la clinique de Heidelberg, de 1901 à 1906. Pour savoir quels étaient les résultats éloignés de ces opérations, il a envoyé un questionnaire à 179 opérés : 4 sont restés sans réponse ; 2 n'ont pu figurer dans la statistique : restent donc 137 cas utilisables. Parmi tous ces malades, il note :

Des hernies, dans 20,4 % de tous les cas ;

Des crises de coliques typiques avec ictère, dans 11,7 %.

Des crises de coliques typiques sans ictère, dans 22,6 %.

Des troubles causés par des adhérences (dans le sens le plus large du mot), dans 18.2 %.

Enfin, passant en revue tous ces cas, il reconnait qu'il y a eu guérison absolue dans 79 cas, soit 57,7 % (Mack, pages 546 et 547).

Nous allons étudier la valeur des opérations radicales et voir si les résultats qu'elles fournissent sont plus satisfaisants.

CHAPITRE II

Opérations radicales

(Cholécystectomie avec ligature. — Cholécystectomie avec drainage).

La cholécystectomie, pratiquée pour la première fois par Langenbuch (25 juillet 1882), a réuni de nombreux partisans : Löbker, von Bardeleben, Thorspecken, Fink (Carlsbad), Haasler (Halle), Brünning (Giessen), mais surtout Körte, Poppert et Kehr qui s'écriait au 2e Congrès International de Bruxelles : « Le moment est venu où les adversaires de la cholécystectomie doivent laisser tomber leurs objections qui ne reposent sur rien, contre cette méthode bénie ; heureux celui qui n'a plus de vésicule biliaire, car il n'est plus exposé aux dangers d'une nouvelle formation de calculs ! ».

En Angleterre, elle a été accueillie avec moins d'enthousiasme, et Bland-Sutton, qui s'est fait son défenseur énergique, en une séance mémorable (*Seventy-Fifth annual Meeting of the Brit. Med. Assoc.* (1). « Discussion on the indications for performing cholecystectomie », a soulevé

(1) *British Med. Journ.*, 5 octobre 1907, p. 883.

de vives protestations de la part de Maylard (Glasgow), de Stanmore-Bishop (Manchester) etc.

En Amérique, Deaver enlève, de plus en plus volontiers, la vésicule, alors que les Mayo gardent leur préférence pour la cholécystostomie.

En France, la cholécystectomie est aujourd'hui adoptée par la plupart des chirurgiens.

§ 1. — Objections faites à la cholécystectomie

Il semble, en effet, qu'on puisse faire beau jeu des objections que soulèvent contre elle certains de ses ennemis : Mayo-Robson (1), Brownlee (2), qui veulent restreindre ses indications; les Mayo (3) qui la réservent pour les cas où la cholécystostomie est restée en défaut; etc.

a) Leur principal argument est basé sur le fait que la vésicule, ayant des fonctions extrêmement définies, ne peut pas être enlevée sans préjudice pour l'organisme.

Nous ne reviendrons pas sur cette question que nous avons étudiée en détail au début de notre travail. Il est bien entendu, au contraire, que la cholécystectomie ne parait entrainer aucun accident consécutif. Sans doute il se produit une dilatation des voies biliaires extra-hépatiques qui vont désormais jouer le rôle de réservoir. Mais il n'en résulte aucun trouble : cette dilatation des voies

(1) Mayo-Robson. On cholecystostomy : the indications and contraindications. *British Med. Journ.*, 26 octobre 1907, p. 1117.

(2) Brownlee. Cholecystostomy or Chlecystectomy ? *N-Y Med. Rec* 1904, 10 décembre.

(3) Mayo. A review of 1000 operations for Gallstone disease, with special reference to the mortality. *Amer. J. of the med. Sc.* Mars 1905.

extra-hépatiques permet à la bile de ne pas encombrer les canalicules intra-hépatiques, par conséquent de ne pas gêner la fonction de sécrétion, fait d'ailleurs prouvé par l'examen, toujours négatif, de l'urine émise par nos chiens cholécystectomisés. Ainsi, voici démontrée fausse une supposition de Brownlee, qui pense qu'à la suite d'une telle opération une certaine résorption doit se faire, déterminant à la longue « une forme d'hépatite ressemblant à une cirrhose » (1).

b) Un second argument contre la cholécystectomie est sa gravité.

Kümmel, sur 32 cholécystectomies, avec ou sans drainage, signale 2 morts, l'une de septicémie (cas 118 : il s'agissait d'un empyème), l'autre de gastrorragie profuse, soit 6,2 %.

Bardeleben a 166 cholécystectomies avec 5 morts (dans un cas on aurait ajouté un drainage de l'hépatique ; dans un second on aurait fait, en même temps, une gastro-entérostomie ; dans les trois autres, il s'agissait d'empyème) : 3 %.

Löbker, sur 87 cholécystectomies, a 2 morts, soit : 2,3 %.

Garré, sur 21 cholécystectomies, a 3 morts, soit : 14,7 %.

A Heidelberg, où la cholécystostomie jouit de la plus grande faveur, Merk et Petersen, sur 20 cholécystectomies, ont 4 morts, soit : 20 %.

Braun, sur 71 cholécystectomies, a 1 mort de péritonite.

Helferich a 15 cholécystectomies avec 3 morts : dans un

(1) BROWELNE. *Loc. cit.* p. 934.

cas le malade avait été opéré trop tard ; dans les deux autres, la mort était due, une fois à la phtisie qui existait depuis longtemps, une autre fois à une cardiopathie associée à une maladie de Basedow, mort survenue plusieurs mois après l'opération.

Williams, sur 26 cholécystectomies, a 2 morts, soit 7,6 %.

Max Schede, sur 6 cholécystectomies, a 2 morts (dans 1 cas, il s'agissait d'une malade opérée, 3 mois avant, pour cholecystostomie).

Riese (*Vers. d. fr. Vereing. der Chir.* Berlin 1902, p. 45) a, sur 25 cholécystectomies pour cholécystites graves (furonculosa), 3 morts ; sur 20 cholécystectomies pour hydropisie, il a 1 mort ; sur 10 cholécystectomies très compliquées, il a 3 morts.

Kehr, sur les 1350 cas de chirurgie biliaire opérés jusqu'à la fin de mai 1907, a eu 303 cholécystectomies avec 11 morts, soit : 3,6 %.

Mayo, sur 186 cholécystectomies, a 4,3 % de mortalité.

Mayo-Robson, cité par Kehr (Congrès de Bruxelles), sur 94 cholécystectomies pour cas simples ou graves, a 4 morts, soit 4,2 %.

Si nous dressons un tableau comparatif de la mortalité dans la cholécystectomie et la cholécystostomie, en ne conservant que les principales statistiques : nous voyons

	CHOLÉCYSTOSTOMIES	CHOLÉCYSTECTOMIES
Kümmel	9,7 %	6,2 %
Bardeleben (von)	4,28 %	3,0 %
Löbker	16,6 %	2,3 %
Garré	15,7 %	14,7 %

	CHOLÉCYSTOSTOMIES	CHOLÉCYSTECTOMIES
Clinique de Heidelberg (Petersen et Merck)	1,3 %	20 %
Williams	7,21 %	7,6 %
Les frères Mayo	2,46 %	4,30 %
Kehr	2 %	3,6 %
Mayo-Robson	1,9 %	4,2 %

En analysant ce tableau, il ne semble pas que la mortalité soit très différente pour l'une ou l'autre opération.

Chez Garré et Williams, elle est sensiblement la même.

Chez von Bardeleben, chez Kümmel, elle est moins élevée dans la cholécystectomie ; la différence est surtout marquée chez Löbker, qui, il est vrai, l'emploie comme méthode de choix, réservant la cholécystostomie aux cas graves.

A la clinique d'Heidelberg, au contraire, la cholécystectomie n'est employée qu'à titre tout à fait exceptionnel (20 contre 151 cholécystostomies), et la différence dans la mortalité est tout à la faveur de la cholécystostomie.

Kehr a une mortalité plus élevée avec la cholécystectomie ; mais la moyenne est établie sur tous les cas opérés de 1890 à la fin de 1907 ; plus il va, plus la mortalité s'abaisse dans la cholécystectomie.

Mayo, qui n'a recours à la cholécystectomie que dans les cas les plus graves, a une mortalité double dans cette dernière opération (1). Mais si l'on interroge sa dernière statistique publiée, on voit que sa mortalité s'abaisse à 2,13 % dans la cholécystostomie ; à 3,4 % dans la cholécystectomie (2).

(1) MAYO. *Loc. cit.*

(2) MAYO. A review of 1500 operations upon the Gallbladder *Annals of Surgery* 1906 XLIV, p. 209-216.

Il en est de même de Mayo-Robson. Ce dernier opérateur n'a eu qu'une mort dans ses 59 dernières cholécystectomies, soit 1,7 % (1), moyenne sensiblement égale à celle de la cholécystostomie.

Et pourtant il n'en disait pas moins, en octobre 1907, que la cholécystectomie doit être considérée comme « dangereuse entre les mains d'opérateurs inexpérimentés », car il la tient pour plus difficile que la cholécystostomie. C'est là un argument sans valeur, car toute opération, même la plus simple, devient dangereuse entre des mains inhabiles.

Tant qu'à la difficulté, elle est toute relative : quand on a bien placé son malade (2) et qu'on s'est ainsi donné le plus de jour possible, quand il n'y a pas d'adhérences trop serrées, et, en particulier, dans les cas où l'on a pu luxer le foie et bien se présenter sa face inférieure, on ne peut pas considérer cette opération comme plus difficile que la cholécystostomie qui demande également à être faite avec soin et nécessite autant d'habileté.

c) Enfin, les adversaires de la cholécystectomie retournent contre elle l'argument qu'ils faisaient valoir en faveur de la cholécystostomie : « La vésicule constitue le fil d'Ariane qui conduit aux voies biliaires principales » ; quand il est nécessaire de pratiquer une seconde opération, son absence rend la recherche du cholédoque beaucoup plus laborieuse.

(1) Mayo-Robson. On cholecystectomy : the indications and contraindications for its performance. *British Med. Journ.* 26 octobre 1907. T. 2, p. 1117.

(2) Da Silva Rio Branco. De la position opératoire « en lordose » dans les interventions sur les voies biliaires. Extrait de la *Revue medico-chirurgicale du Bresil* 1907.

Cette objection est juste. Au mois de septembre 1908, nous avons eu l'occasion d'assister à une opération de ce genre pratiquée par le Dr Labey, à l'hôpital Saint Antoine. Dès que l'abdomen est ouvert, on aperçoit, sous le foie, un magma d'adhérences où il est impossible, au premier abord, de se reconnaître. On repère le premier angle du duodénum. Sous la séreuse transparait la tête la pancréas qui, hypertrophiée, monte beaucoup plus haut que normalement : on sent au doigt des noyaux durs (pancréatite chronique). On incise alors le péritoine sur le pancréas, et on décolle en cherchant à passer en arrière de cette glande. On finit, avec beaucoup de peine, par arriver sur un cordon aplati qu'on reconnait être le cholédoque : drainage du cholédoque.

Donc, l'absence de vésicule rend difficile la découverte du cholédoque : tous les chirurgiens sont d'accord sur ce point. Mais, en réalité, ces difficultés sont relatives, suivant les cas :

1° Si l'hiatus de Winslow n'est pas fermé par des adhérences, on peut arriver au cholédoque de la façon suivante : mettant l'index dans cet hiatus, la pulpe tournée en avant, on soulève la portion duodénale du petit épiploon qui contient le pédicule hépatique. On refoule ainsi la veine porte, organe le plus postérieur, séparée seulement du doigt par le feuillet postérieur du petit épiploon, et, en avant et à droite de celle-ci descend le cholédoque. Il suffit alors d'inciser délicatement le feuillet antérieur du petit épiploon : quelques coups de sonde cannelée dégagent le cholédoque.

2° Mais si l'hiatus est fermé par des adhérences qui

courent du duodénum à la face inférieure du foie, sans qu'il soit possible de reconnaitre un seul des éléments du pédicule hépatique, il faut aller chercher le cholédoque plus bas que tout à l'heure, dans sa portion rétro-duodéno-pancréatique. Faisant attirer à gauche la deuxième portion et l'angle sus-hépatique du duodénum, on tend le repli péritonéal que forme la séreuse en se réfléchissant du bord droit du duodénum (deuxième portion) sur la paroi abdominale postérieure. On incise délicatement dans le sillon, de haut en bas à partir de l'angle du duodénum, sur une hauteur de plusieurs centimètres. On dégage alors avec le doigt la face postérieure du duodénum, manœuvre qui est facilitée par la traction exercée par l'aide sur l'anse duodénale qui s'éverse de plus en plus. Bientôt le doigt rencontre le pancréas qui empiète sur la face postérieure du duodénum ; il passe sous cet organe, décollant toujours, et il arrive ainsi dans la région du quadrilatère délimité par le duodénum, en bas, à droite et en haut ; par la veine mésentérique supérieure et la veine porte à gauche (quadrilatère de Quénu) que traverse obliquement le cholédoque.

Cette manœuvre, nous l'avons répétée sur plusieurs cadavres, et elle nous a toujours paru assez simple ; mais sans doute devient-elle beaucoup plus laborieuse quand, autour de l'angle sus-hépatique du duodénum, est jeté un réseau d'adhérences solides.

Il est également certain que l'absence de la vésicule rend quelquefois impossibles des anastomoses qu'on voudrait établir entre les voies biliaires et le duodénum, par exemple dans des cas de sténose du cholédoque. Mais on peut, dans certaines conditions, aboucher à l'intestin la partie supérieure du cholédoque lui-même ou l'hépatique dilaté : nous avons ainsi vu M. Ricard pratiquer une hépatico-duodénostomie qui a parfaitement réussi (Voir p. 105).

Du reste il faut bien dire que la cholécystectomie est la méthode qui met le plus sûrement à l'abri d'une de ces opérations secondaires toujours délicates, même entre les mains des opérateurs les plus exercés. Il faut, avant de prendre une décision, procéder méthodiquement à l'exploration des voies biliaires principales et du pancréas. Si l'on ne trouve rien de suspect, on peut sans crainte enlever la vésicule. L'absence de vésicule est le plus sûr garant de l'avenir.

§ 2. — Résultats éloignés des cholécystectomies.

Et, en effet, si on consulte les articles des divers chirurgiens, on voit que rarement les opérés viennent se plaindre auprès d'eux après des cholécystectomies, alors que les troubles qu'ils manifestent sont fréquents après les cholécystostomies.

Il suffit, pour se convaincre, de voir combien rarement les cholécystectomies ont nécessité une opération secondaire, alors que, comme nous l'avons indiqué, on a dû se résoudre à une seconde intervention dans un grand nombre d'opérations conservatrices.

		Opérations secondaires	
WILLIAMS	49 cholécystostomies	9	soit 18, %
—	26 cholécystectomies	1	— 3,8 %

KÜMMEL	38 cholécystendyses	5	— 13,1 %
—	82 cholécystostomies	13	— 15,8 %
—	32 cholécystectomies (avec ou sans drainage)	1	— 3,1 %
HARTMANN	45 cholécystostomies	5	— 11,1 %
—	19 cholécystectomies	0	— 0 %

Ces chiffres sont tout à fait éloquents et il semble bien que, quelle que soit la méfiance qu'on ait pour les statistiques, il est des cas où elles sont plus probantes que le meilleur raisonnement. Il convient cependant d'examiner ces résultats post-opératoires plus en détail.

1° ***Récidives.*** — La meilleure méthode pour éviter les récidives est l'ablation de la vésicule, centre de formation des calculs, puisque (comme dit Langenbuch) on enlève, à la fois, « les pierres et la carrière ».

Aussi voit-on leur proportion s'abaisser quand, au lieu de recourir à une opération conservatrice, les chirurgiens emploient la méthode radicale.

Kümmel, sur 120 opérations conservatrices, a 10 récidives soit 8,3 %. Sur 32 cholécystectomies, 2 récidives, soit 6,2 %.

Kocher (dernière statistique rapportée par Kehr *Gallensteine*, p. 77) a pu examiner, dans 82 cas, les résultats éloignés et a constaté : sur 31 cholécystendyses, 3 récidives, soit 10 %; sur 19 cholécystostomies, 1 récidive, soit 5 %; sur 30 cholécystectomies, 1 récidive, soit 3 %.

Hartmann, sur 45 opérations conservatrices, a 3 récidives, soit 6,6 %; sur 21 cholécystectomies, 0 récidive, soit %.

Kehr affirme n'avoir jamais observé de récidive vraie de calculs après cholécystectomie, et, avec lui Franke, Fink, (Vienne), Madelung (Strasbourg), Strebl, Rupprecht (Dresde).

Aussi Mohr (1) n'hésite-t-il pas à affirmer que les 7 cas de récidive sur 15 opérés, publiés par Hermann (Carlsbad), doivent être considérés comme des pseudo-récidives (coliques inflammatoires et adhérences); dans un cas seulement, où les accidents étaient survenus deux ans et demi après l'opération, il peut s'être agi de récidive vraie.'

Plus tard Hermann publie de nouveau quatre observations de récidive, dont nous détachons les plus intéressantes, celles où des coliques ont été constatées.

Dans l'une (observation N° 3, Mitteilungen aus den Grenzgebieten der Medicin und Chirurgie 1900 vol. VI, p. 43) il s'agissait d'une malade opérée en juillet 1896 par le prof. Bramann qui lui aurait enlevé la vésicule contenant deux gros calculs du volume d'une noix, et 36 de la grosseur d'un pois, et, aurait retiré également plusieurs calculs des voies biliaires. Etat excellent pendant 7 mois; au bout de ce temps, nouvelles crises semblables aux crises de coliques antérieures; une cure d'huile fait évacuer six calculs.

La seconde malade (n° 4, *Mitteilungen*..... 1900 vol. VI, p. 344) avait été opérée le 23 juillet 1896, par Török, médecin en chef du Sophienspital : on enleva la vésicule et 50 calculs biliaires. Au bout d'un an apparaissent de nouvelles douleurs violentes dans l'hypochondre droit : dans la ré-

(1) MOHR, *Loc. cit.*

gion de la vésicule se développe une tumeur grosse comme un œuf qui disparait avec des pansements. Mais les crises se renouvellent sans ictère. En 1899, elle entre à l'hôpital de Carlsbad, où, à la suite d'une attaque de douleurs violentes, elle évacue dans ses selles deux calculs du volume d'un pois, formés de cholestérine.

Donc dans ces deux observations, il y a eu évacuation de calculs : dans le premier cas, 7 à 8 mois après l'opération, dans le second, 3 ans. Dans le premier, il est vraisemblable qu'il s'agissait de calculs qui n'avaient pas été enlevés à la première opération; dans le second, les douleurs avaient, en réalité, reparu un an après. On peut faire la même supposition, à moins d'admettre que ces calculs n'aient été formés en un autre point des voies biliaires.

a) *Formation de calculs dans les voies biliaires extra-hépatiques.* — Certains auteurs et en particulier Mayo-Robson (1) supposant, ce qui est exact, qu'après la cholécystectomie, les canaux hépatique et cholédoque doivent se dilater pour former un nouveau réservoir, et remplacer la vésicule absente, émettent cette idée que la bile, y séjournant, se trouvera dans d'excellentes conditions pour favoriser la production nouvelle de calculs. Nous ferons remarquer qu'au contraire la chasse biliaire est assurée, dans ces canaux dilatés, de la façon la plus parfaite. A chaque digestion, toute la bile accumulée s'évacue dans l'intestin : la stase est de trop peu de durée pour permettre à des concrétions de se former : s'y développeraient-elles, qu'elles seraient à coup sûr balayées par le

(1) Mayo-Robson, *On Cholecystectomy*.....

flux biliaire. Il faudrait alors admettre l'existence de points morts où ce flux ne se ferait pas sentir, c'est-à-dire, qu'il faudrait admettre l'existence de diverticules des voies principales. Des dilatations même limitées, si elles communiquent avec la lumière de ces canaux par un large orifice, seront vidées de leur contenu au moment de la chasse biliaire. Or, dans nos expériences, nous avons constaté l'existence d'une dilatation portant sur l'ensemble des voies extra-hépatiques et quelquefois sur des points limités de l'arbre biliaire : elles siégeaient alors au niveau d'un carrefour important, ou sur la terminaison d'une branche principale. En aucun point de dilatation diverticulaire, où aurait pu se produire une stase, si ce n'est au niveau du moignon du cystique, lorsque celui-ci n'avait pas été lié au ras du cholédoque. Nous avons, en effet, montré, à la suite d'Oddi, de Voogt, d'Haberer et Clairmont, que, si on laisse le moindre moignon du cystique en faisant une cholécystectomie, celui-ci peut se dilater et donner naissance à un nouveau réservoir.

La preuve clinique en est fournie par quelques observations, en particulier, par le cas suivant que Kehr a rapporté dans la discussion sur le rapport d'Haberer au 23e Congrès de chirurgie allemand, en 1904. Chez une femme s'était développée une cholécystite aiguë purulente ; le col de la vésicule était obstrué, séparant celle-ci des voies biliaires principales. En outre, un calcul se trouvait dans le cholédoque. Aussi y avait-il stase biliaire et il s'en était suivi une forte dilatation du canal cystique tenant lieu de vésicule.

Le cas de Stubenrauch (1), publié trois ans après, est également intéressant, car il s'agissait d'une véritable régénération du cholécyste. Mais, dans son observation, il n'y avait pas eu de cholécystectomie totale : on s'était contenté, à la première opération, d'enlever le fond de la vésicule et de drainer le cystique. En outre, il parle bien de petits corps riziformes, contenus dans la vésicule néoformée, mais il ne dit pas que ce sont de vrais calculs.

Dans le cas suivant, que nous devons à l'obligeance du Dr Lecène, il s'agit bien sans doute d'une dilatation du cystique après cholécystectomie idéale, comme en témoigne le fil trouvé sur l'extrémité distale de la formation ampullaire :

Une femme de 30 ans, est opérée (douleurs et subictère) vers la fin du mois d'août 1908. On aurait retiré deux calculs et la vésicule. 21 jours après, la malade quitte l'hôpital n'ayant plus aucune douleur. Le 15 novembre, elle a une crise plus violente qu'avant sa première opération, et elle entre à l'hôpital Bichat. On assiste à une crise nette avec vomissements. Bientôt les phénomènes se calment, mais elle se plaint encore de douleurs sourdes ; état subfébrile.

Opération 26 novembre 1908. Incision de Kehr. Excision de la partie inférieure de l'ancienne cicatrice; adhérences épiploïques qu'on libère ; on ne voit pas de vésicule, et le lit de cet organe est remplacé par du tissu cicatriciel. En libérant peu à peu des

(1) Von STUBENRAUCH. Die Regeneration der Gallenblase nach partieller Cholecystektomie. *Arch. f. Klin. Chir.* Berlin 1907, LXXXII, 607-612.

adhérences qui vont du foie au duodénum, on sent, sous le foie, des saillies dures qu'on pense être des calculs. Puis on voit :

1° le cholédoque dilaté.

2° une ampoule grosse comme une noix, contenant des calculs, et s'ouvrant dans le cholédoque par un canal étroit. Il s'agit évidemment du cystique.

Libération de cette ampoule qui adhère solidement au lobe hépatique. Hémostase. Exploration du cholédoque. Ouverture. Pas de calculs. Mais profondément vers le duodénum, on sent deux ou trois nodules très nets de pancréatite interstitielle. Drainage du cholédoque. Gros drain sous le foie, deux mèches abritent la cavité péritonéale. Fermeture en un seul plan.

Examen de la pièce. — On coupe cette poche pseudo-vésiculaire. On y trouve cinq calculs, gros comme des pois (Fig. 13, 14 et 15).

S'agit-il d'une vésicule rétractée ? Non, car les parois sont minces, et que le fil de ligature ne serait pas ainsi placé, si la première opération avait consisté en une simple cholécystendyse.

S'agit-il d'une résection partielle de la vésicule ? C'est possible. Mais nous croyons plutôt qu'il s'agit d'une cholécystectomie, et qu'on se trouve en présence d'une dilatation du moignon de cystique avec néoformation de calculs, car il paraît bien improbable que des calculs de ce volume aient pu passer inaperçus au cours de l'opération.

Aussi faut-il admettre que des calculs peuvent se former dans un moignon de cystique dilaté. Ces faits, ainsi que nos expériences sur le chien, nous permettent de conclure, avec Haberer, qu'il faut faire porter la ligature au ras du cholédoque. Ce sera le plus sûr moyen d'éviter la récidive après la cholécystectomie avec ligature. Et ainsi sera détruit un des arguments qu'on oppose à cette variété de cholécystectomie : quand le fait se produit, il ne tient pas à une erreur de la méthode, mais à une faute de technique que saura éviter tout chirurgien prévenu.

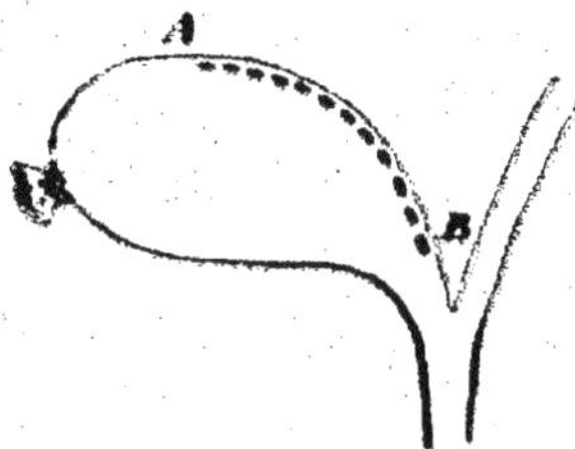

FIG. 13.

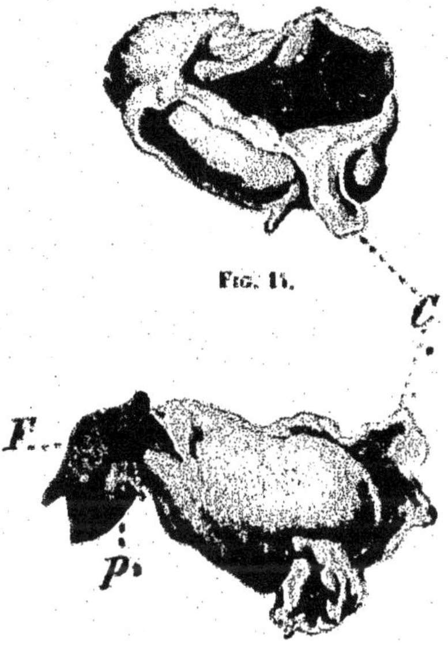

FIG. 14.

FIG. 15.

FIG. 13. — Schéma de l'ampoule telle qu'elle se présentait à l'opération : A-B, ligne suivant laquelle elle a été ouverte.

FIG. 14. — Aspect de l'ampoule vue par en haut, avec les calculs qu'elle contient. C, extrémité du cystique à son abouchement avec le cholédoque.

FIG. 15. — Aspect de l'ampoule vue par en bas, avec un fragment de foie (F.) auquel adhère intimement la portion ligaturée (P.).

b) Formation de calculs dans les voies biliaires intra-hépatiques. A la suite de la cholécystectomie, peut-il se produire des calculs dans les voies biliaires intra-hépatiques ?

Beer (1) a examiné 250 foies pour rechercher des concrétions dans les voies biliaires intra-hépatiques : dans six cas d'obstruction du cholédoque par calculs, le plus souvent compliquée d'angiocholite, il a trouvé des calculs intra-hépatiques.

En réalité, les calculs ne se développent dans ces canaux profonds, que lorsque le cholédoque est déjà obstrué par un ou deux calculs, qui entretiennent l'état inflammatoire et déterminent un catarrhe des voies biliaires. Or, ces calculs oblitérants sont des séquelles de la première opération. Par suite, le fait peut aussi bien se produire après une cholécystostomie qu'après une cholécystectomie.

Mais Kehr prétend que, si on enlève les calculs et draine l'hépatique, la condition pour la formation des calculs intra-hépatiques disparait. Cette affirmation est mise en défaut par l'observation suivante de Körte (2) que nous résumons :

Cas n° 132, s. p., 43 ans. Malade depuis six ans (coliques hépatiques).

1re opération, 22 août 1901 : cholécystostomie, bile trouble, nombreux calculs qu'on enlève, canaux libres, drainage de la vésicule biliaire.

Après l'opération, douleurs réapparaissent et deviennent violentes.

2e opération, 15 octobre 1901 : cholécystectomie, vésicule vide, petites concrétions molles dans le cystique, le cholédoque et l'hépatique. On les enlève et on lave. Drainage et lavage de l'hépatique pendant six semaines.

(1) Beer, Intra-hepatische Cholelithiasis. *Langenb. Arch.* Vol. LXXIV, p. 115.
(2) Körte, *Loc. cit.*

Douleurs réapparaissent, toujours sans ictère.

3e opération, 24 février 1903 : cholédochotomie, calculs mous, gros comme une fève, gros tube dans l'hépatique et lavages. De l'hépatique s'écoule de la bile avec des concrétions molles.

Mort le 11 mars : dans les voies biliaires intra-hépatiques, petites concrétions molles, pareilles à celles qui sortaient du tube de drainage. « Ce cas témoigne de la formation des concrétions intra-hépatiques persistant *malgré le drainage des voies biliaires* (Körte).

c) *Calculs formés autour d'un fil.* — Enfin, on a observé des cas dans lesquels des fils de soie ou de gaze ont servi de noyau de formation à des calculs.

Mais nous devons faire remarquer que, dans tous ces cas (voir plus haut cas cités), sauf celui de Hansemann, où les calculs étaient dans le duodénum, ces calculs ont été retrouvés dans la vésicule (cas de Kehr, de Hermann). Nous ajouterons le cas suivant de Malcolm (1) : « *Un* chirurgien avait enlevé les calculs d'une vésicule et l'avait refermée, ainsi que l'abdomen, sans drainage. Cinq ans plus tard, j'ai eu l'occasion d'enlever cette vésicule et j'ai trouvé dans sa cavité trois morceaux de soie couverte de matière calculeuse ».

Il s'était en réalité passé là exactement ce que Mignot (2) avait obtenu par l'expérimentation.

Pour éviter cet accident, Kehr propose de laisser tous les fils très longs et de les enlever seulement au bout

(1) MALCOLM. *Loc. cit.*
(2) MIGNOT. Origine microbienne des calculs biliaires, *Arch. Gén. de Méd.*, 1892, t. II, p. 265.

de quinze jours ou d'attendre qu'ils se détachent d'eux-mêmes.

Mais, à la suite de la cholécystectomie, pareil fait n'a jamais été signalé, pas plus à la suite de cholécystectomie avec ligature qu'à la suite de cholécystectomie avec drainage (1).

Dans la cholécystectomie sans drainage, du reste, si l'on avait une telle crainte, on pourrait parfaitement employer un fil résorbable au lieu de soie pour faire la ligature du cystique. Nous verrons plus loin qu'on a beaucoup exagéré les inconvénients du catgut dans cette variété d'opérations.

En résumé, nous voyons que les récidives vraies peuvent être considérées comme tout à fait exceptionnelles dans la cholécystectomie, qu'on fasse la ligature du cystique ou le drainage de l'hépatique.

Mais, en pratique, il est difficile parfois de rapporter les phénomènes observés à leur véritable cause, et, sans aucun doute, les cas considérés comme récidives ne sont le plus souvent que des pseudo-récidives.

2° Pseudo-Récidives. — D'une façon générale, les pseudo-récidives sont moins fréquentes dans la cholécystectomie que dans la cholécystostomie, qu'il s'agisse de phénomènes inflammatoires, causant des symptômes douloureux qui simulent la colique hépatique, de calculs passés inaperçus à l'opération et provoquant de nouveaux accidents de lithiase, ou d'adhérences déterminant des phénomènes de compression des voies biliaires.

(1) KEHR parle cependant d'une récidive dont les fils avaient servi de point de départ et qui est rapportée par Enderlen. V. KEHR, *Gallensteine*, p. 75.

a) *Phénomènes inflammatoires.* — Kehr estime que ces phénomènes inflammatoires ne se produisent qu'après les opérations conservatrices. En effet, supprimer la vésicule, c'est supprimer le foyer inflammatoire lui-même : par conséquent la cholécystectomie évite l'apparition de tels accidents, quelque soit le mode opératoire employé. Mais si l'infection avait gagné les voies biliaires principales, il serait audacieux de compter sur le drainage de la bile infectée à travers un canal toujours trop étroit, toujours irrégulier, dont les moindres replis peuvent servir de réceptacle aux germes infectieux. Et, en effet, les résultats obtenus par ce procédé ont souvent été déplorables.

Aussi voit-on les opérateurs recourir, dans ces cas-là, à la cholécystectomie, mais à la cholécystectomie avec drainage de l'hépatique : il est en effet tout à fait illogique de compter sur le drainage naturel de la bile infectée vers l'intestin, car on ne sait pas si le chemin est largement ouvert, et il peut être dangereux de pratiquer un cathétérisme ; de plus, l'évacuation ne se fait jamais par cette voie-là que par intermittence, par conséquent fort mal.

b) *Calculs laissés.* — De même la cholécystectomie est le plus sûr moyen d'évacuer tous les calculs contenus dans les voies biliaires accessoires. Le fait n'est pas rare où, avec un gros calcul isolé dans la vésicule, on a pu trouver dans le cystique d'autres petits calculs qui auraient déterminé de nouveaux accidents.

Par exemple, chez Kümmel, sur 120 opérations conservatrices, on trouve rapportés 17 cas de calculs qui auraient été laissés : soit 14,1 %.

Et sur 32 opérations radicales, on n'en trouve que 2 cas : soit 6,2 %.

De même, M. Hartmann, sur 45 malades ayant subi des opérations conservatrices, signale 3 opérés qui ont eu secondairement une crise de coliques hépatiques (2 fois le passage du calcul dans l'intestin a amené la guérison ; une fois des accidents fébriles sont survenus et la malade a succombé sans avoir été revue par le chirurgien) ; 2 fois une cholécystectomie secondaire a dû être pratiquée (vésicule contenant de petits calculs restés après la première opération) ; deux fois on a eu recours une cholédocotomie pour enlever des calculs qui existaient déjà à la première opération. De telle sorte que, si nous retenons seulement les cas où l'on a pu constater que des calculs étaient passés inaperçus à la première opération (2 fois calculs évacués spontanément, 4 opérations secondaires), nous voyons qu'en réalité 9 malades sur 45 avaient conservé des calculs : soit 13,3 %, alors que, sur 19 cholécystectomies, aucun malade n'a présenté le moindre symptôme qui aurait pu faire croire que des calculs avaient été laissés : soit 0 %.

Quant à Kehr, il publiait au Congrès de Bruxelles les résultats suivants sur l'ensemble de ses opérations (1890 à 1907) :

1890/1900 :	302 opérations,	4 %	calculs oubliés.
1901/1904 :	357 opérations,	2,5 %	— —
1905/1907 :	226 —	1,5 %	— —

Ce qui montre que les cas de calculs oubliés vont en

diminuant à mesure ou : les opérations conservatrices cèdent le pas à la cholécystectomie.

Mais Kehr fait également remarquer que le succès des dernières années est dû à ce qu'il pratique de plus en plus le drainage de l'hépatique.

Sans doute doit-on drainer quand l'exploration a permis de reconnaître la présence de calculs dans les voies biliaires principales.

De même, quand, ouvrant la vésicule, on voit refluer vers le cholédoque une bile contenant de petites concrétions molles et abondantes, ou bien quand la bile prend la consistance de la boue, il convient de drainer cette « boue biliaire ». C'est également l'avis de Thorspecken (1) qui est cependant un partisan très convaincu de la cholécystectomie idéale.

Mais ces deux indications que nous venons de poser n'infirment en rien la valeur du procédé.

Quand il s'écoule par le cystique de la bile infectée ou quand des calculs sont engagés dans les voies biliaires principales, c'est que la lithiase a dépassé sa phase vésiculaire. Dans ce cas, ce qu'il convient de traiter, ce ne sont plus les voies biliaires accessoires, c'est la portion principale de l'arbre biliaire : les deux traitements ne sauraient être les mêmes.

c) *Adhérences*. — Comme nous l'avons indiqué plus haut, d'autres symptômes qui simulent des accidents lithiasiques peuvent provenir de coudures, de compressions des voies biliaires par des adhérences. Ces adhérences tirail

(1) THORSPECKEN, *Loc. cit.*, p. 651.

lent les organes voisins, déterminant des phénomènes douloureux, créent d'autres fois des troubles spéciaux, sténoses de l'intestin ou de l'estomac.

Dans la cholécystectomie, la coudure des voies biliaires n'est possible que dans les cas d'hépatoptose (à laquelle on peut remédier par une hépatopexie). D'autre part, les troubles dus à des adhérences sont considérablement réduits.

C'est ainsi que Kehr, de 1890 à 1900, période où dominait la cholécystostomie, observe des coliques qu'il attribue à des adhérences dans 17 % des cas. Puis, de 1901 à 1904, ce chiffre s'abaisse à 5 %, pour tomber à 4 % de 1905 à 1907, où la cholécystostomie est à peu près définitivement remplacée par la cholécystectomie. Thorspecken prétend même que, chez ce chirurgien, les coliques dues à des adhérences atteignent seulement 3 %, si l'on ne compte que les cas de cholécystectomie.

Et le même Thorspecken, rapportant les cas de cholécystectomie idéale qui ont été exécutés à la clinique d'Heidelberg, de 1901 à 1905, trouve un seul cas d'adhérences sur 42 opérés, soit 2,4 %.

Il est certain que le danger de formation d'adhérences est moindre dans les cas où le drainage peut être supprimé et la cholécystectomie idéale se montre, à ce point de vue, bien supérieure à la méthode de drainage. Néanmoins, cette large zone cruentée, que laisse le décollement de la vésicule à la face intérieure du foie, peut sans doute faciliter la formation d'adhérences autour du pédicule hépatique. Aussi, à cette époque où les chirurgiens prennent un soin extrême à cacher la moindre surface cruentée sous un lambeau de séreuse, a-t-on vu ces mêmes chirurgiens chercher à isoler le lit vésiculaire de la grande cavité par une méthode, dite « de la cholécystectomie sous-séreuse ». Doyen (1) paraît être le premier à avoir pratiqué l'ablation sous-séreuse de la vésicule biliaire; mais la technique en a surtout été réglée par Witzel (2). Aussi, en Allemagne, cette opération porte-t-elle le nom d'opération de Witzel. Récemment Cotte (Lyon) la décrivait dans le *Lyon chirurgical* (3).

Nous n'avons aucune expérience de ce procédé que nous n'avons jamais vu employer. Théoriquement il satisfait l'esprit, mais peut-être nécessite-t-il certaines conditions anatomiques et opératoires qui le rendent peu pratique.

En réalité, à l'autopsie de nos chiens simplement cholécystectomisés, nous n'avons pas observé d'adhérences entre les organes voisins et l'épiploon, et, chez certains d'entre eux, morts au bout de 48 à 62 heures, on reconnaissait déjà à peine les limites du lit vésiculaire. Dans deux cas seulement nous avons vu une frange épiploïque soudée au moignon du cystique.

Mais, au contraire, Kehr, avec son procédé de tamponnement sous-hépatique, cherche la formation de ces adhérences : « Je place, dit-il, une compresse dans le lit du foie, une autre entre le tube (de drainage) et le duodénum, de façon que toutes les sutures du cholédoque soient couvertes par la compresse. Si la réunion de la plaie se fait

(1) Doyen. *Congrès de Chirurgie* de Paris, 1899.

(2) Witzel. Rapport à la séance de la *Niederrheinische Gesellschaft für Natur-und Heilkunde*, 18 janvier 1904.

Zur Gallenblasen-Extirpation. *Centralblatt für Chirurgie*, Leipzig 1906, p. 865.

(3) Cotte. Cholécystectomie sous-séreuse. *Lyon chirurgical*, n° 1, 1908.

par première intention, la compresse reste 15 *jours*. Après son enlèvement, il s'est formé un canal qui conduit jusqu'au cholédoque (1) ».

Le chirurgien d'Halberstadt prétend, après cela, qu'il n'a pas plus de trois malades sur 100 qui souffrent de troubles d'adhérences : sans doute doit-il se produire, dans la suite, une résorption de ces adhérences, comme le souhait Körte, lequel Körte, pour éviter même leur formation, propose, pour le tamponnement, l'emploi de compresses humides au lieu de compresses sèches (?).

En tout cas, il nous semble préférable de ne pas trop compter sur cette résorption. Du reste, le tamponnement de Kehr a réuni peu d'adeptes (2).

3° *Fistules*. — Nous avons vu plus haut, à propos de la cholécystostomie combien les fistules étaient fréquentes à la suite de cette opération et combien elles étaient souvent lentes à se tarir.

Par exemple, nous avons dit que Kümmel, sur 824 cholécystostomies, avait dû pratiquer 12 fois une intervention secondaire pour fistule, et malgré cela, 3 malades conservèrent une fistule permanente.

Or, ce même chirurgien ne signale pas une fistule permanente dans les résultats éloignés de ses 32 cholécystectomies.

De même, M. Hartmann, sur les 39 opérations conservatrices citées par Hernette, dut recourir cinq fois à une opération, très simple et qui réussit toujours, quand

(1) KEHR. *Gallensteine*, p. 42.
(2) MATHIEU. *La lithiase de la voie biliaire principale*. Thèse de Paris, décembre 1908.

les voies biliaires principales étaient libres. Mais, dans ses cholécystectomies, il n'eut jamais à pratiquer cette seconde intervention.

Il semble donc qu'à ce point de vue encore, les opérations radicales se montrent supérieures à la cholécystostomie. Mais ici il convient d'étudier ce qui se passe dans les cas de cholécystectomie avec ou sans drainage.

a) Dans la cholécystectomie idéale, si tout marche à souhait, la réunion se fait par primam et quand les crins sont enlevés, le malade peut être considéré comme guéri.

Dans certains cas cependant, on voit, vers le sixième ou huitième jour, survenir une petite fistule. C'est que de la bile s'est écoulée directement du foie par quelques canaux biliaires aberrants, qui allaient du foie à la vésicule, et ont été rompus au cours du décollement. Cet écoulement est sans importance et ne tarde pas à se tarir.

D'autres fois l'écoulement vient du moignon cystique lui-même. Cet accident a été souvent signalé. Thorspecken l'observe plusieurs fois dans les cas de la clinique d'Heidelberg. Et Kehr attribue cet accident au glissement de la ligature du canal. Sous quelle influence peut se faire ce glissement? Est-ce sous la simple poussée qu'exerce la bile qui, dans l'intervalle des digestions, s'accumule dans les voies biliaires et force la résistance qui lui est opposée ? Nous ne le croyons pas. En effet, quand on lie une artère, la fémorale, par exemple, la ligature subit de façon incessante les « coups de bélier » de la colonne sanguine, et cependant elle ne cède pas, si elle est bien faite. D'autre part, une suture des aponévroses abdominales ne cède pas non plus sous l'effort et cependant elle supporte des pressions autrement fortes que la ligature du cystique.

Quelques chirurgiens incriminent la résorption du catgut et recommandent la soie avec insistance. Quand on emploie un fil de grosseur moyenne (n° 2 par exemple), la résorption ne se fait guère avant huit jours. A ce moment, les parois du canal se sont soudées suffisamment pour résister à la pression. Kehr ne propose-t-il pas de laisser les (fils de soie) longs, afin de les enlever le 8e jour? Il n'a cependant pas signalé qu'une évacuation de bile ai succédé à cet enlèvement des fils.

Du reste chez nos animaux d'expérience, si nous nous sommes servis le plus souvent de soie, nous avons employé parfois du catgut et jamais nos ligatures n'ont cédé. Mais il est juste de dire que nous avons opéré dans des conditions idéales, c'est-à-dire, sur des voies biliaires qui n'étaient pas infectées et dans lesquelles aucun obstacle ne s'opposait au cours de la bile vers l'intestin. Chez les lithiasiques, il peut en être tout autrement. On opère parfois sur des malades qui ont le cholédoque obstrué (calculs, pancréatite, cancer), et on conçoit que la pression, qui deviendra alors considérable, puisse forcer la ligature; d'autres fois les voies biliaires sont infectées, alors la ligature ne tient plus parce que les tissus voisins sont enflammés.

Quant à attribuer, comme le fait Stieda, la moindre valeur à l'enfouissement du moignon du cystique par un des nombreux procédés qui ont été imaginés (manchette, suture en bourse, suture double), nous ne pouvons nous y résoudre. Le seul avantage que puisse présenter l'enfouissement, c'est d'encapuchonner le moignon sous la séreuse et de le mettre ainsi à l'abri des adhérences.

Quand un calcul du cholédoque ou bien une infection est en cause, on conçoit que la fistule n'ait aucune tendance à se tarir d'elle-même et il faut recourir à une opération secondaire (cholédocotomie avec drainage).

b) Dans la cholécystectomie avec drainage, la fistule opératoire doit se fermer spontanément, quand les complications qu'elle combat (bile infectée, obstruction du cholédoque par calculs ou pancréatite) disparaissent.

Mais il peut se faire que cette fistule persiste pendant des semaines et que cet écoulement incessant de la bile au dehors porte préjudice à la santé du malade. Aussi Kehr, pour activer la guérison, a-t-il recours à des lavages journaliers des voies biliaires. Quand, au 15e jour, il retire les compresses, il a obtenu un canal qui le conduit jusqu'au cholédoque. « J'introduis, dit-il, dans ce canal le grand spéculum vaginal de Martin, avec lequel on peut voir jusque dans la plus grande profondeur. Je puis laver les voies biliaires, quelquefois encore cinq semaines après l'opération, et je ne cesse pas jusqu'à ce que tous les calculs soient enlevés et que la bile coule claire et sans bactérie.. Quand il y avait des calculs fixés dans l'hépatique, même au-dessus de la bifurcation, j'ai pu encore les enlever en dilatant ultérieurement avec des laminaires; quand la papille était étroite et qu'il y avait de la pancréatite, j'ai pu rétablir le flux biliaire en mettant des bougies dans la papille par l'entonnoir de la plaie ».

Ce traitement est évidemment très compliqué et peut-être n'est-il pas dénué de tout danger. Ce n'est pas sans crainte que nous nous hasarderions à passer ainsi des bougies jusque dans le duodénum, cavité essentiellement septique, d'où nous pourrions ramener des germes qui infecteraient ensuite les voies biliaires.

En tout cas, si, dans quelques cas, ce drainage permet de débarrasser la partie terminale du cholédoque d'un calcul qui l'obstrue, un calcul enclavé dans l'ampoule de Water ne cédera à aucune sollicitation et nécessitera une seconde opération qui sera d'autant plus compliquée que la fistule aura persisté plus longtemps et que par suite des adhérences solides se seront faites tout autour de ce « canal de drainage ».

4° *Hernies*. — Mais il est un autre danger qui complique l'avenir de toutes les opérations avec drainage, ce sont les hernies. Quelque procédé que l'on emploie et quelques soins que l'on apporte à suturer les lèvres de la plaie, il reste toujours après l'opération une large ouverture. Celle-ci se comblera plus tard avec du tissu cicatriciel que son manque d'élasticité rend peu résistant.

Quand, après une laparotomie médiane, on est obligé de drainer le Douglas, avec quelle hâte on retire le tube pour permettre aux lèvres de la plaie de se réunir, et d'éviter l'éventration. Ici ce n'est plus au bout de 48 heures que le drainage est supprimé, c'est quelquefois au bout de quatre et cinq semaines; et l'orifice obtenu par le procédé de Kehr ne ressemble guère à celui que laisse un simple drain, puisqu'il est assez large pour permettre l'introduction d'un spéculum vaginal. On conçoit donc que les hernies cicatricielles soient fréquentes à la suite de l'hepaticus-drainage. Aussi le chirurgien d'Halberstadt disait au Congrès de Bruxelles que les opérations qu'il avait pratiquées au cours des années 1905-1907 lui avaient donné une moyenne de 5 % de hernies, alors que de 1901 à 1904, cette moyenne n'avait été que de 3 %. Cette différence de 2 % est due, dit-il lui-même, au nombre des drainages de l'hépatique qui va toujours croissant à sa clinique.

Sans aucun doute on court le minimum de risques quand, supprimant ce drainage, on peut obtenir la réunion par première intention des lèvres de la plaie. Et combien apparait plus satisfaisant le procédé qui, les fils serrés, permet de considérer l'opération comme absolument terminée et son malade comme guéri définitivement. Voilà pourquoi la cholécystectomie sans drainage doit être considérée comme l'opération de choix, chaque fois qu'elle pourra être employée.

CHAPITRE III

Choix du procédé opératoire

Etant donné ce que nous avons indiqué plus haut sur les lésions et l'avenir d'une vésicule calculeuse, nous posons en principe qu'il faut tendre le plus possible à l'ablation d'un organe désormais inutile et qui peut être dangereux.

Ainsi se trouvent condamnées les méthodes conservatrices.

§ 1. — Cholécystostomie

Cependant, si la cholécystendyse ne nous paraît absolument pas défendable, il ne faut pas oublier que la cholécystostomie est, d'une façon générale, une opération plus simple et plus rapide que la cholécystectomie et qu'elle peut être, dans les cas urgents, pratiquée avec l'anesthésie locale.

Par conséquent, elle trouve ses indications :

a) dans tous les cas *où il faut aller vite*, c'est-à-dire, quand on a affaire à des malades très affaiblis ou âgés, qui ne supporteraient pas une opération plus grave, et, dans tous les cas où l'état du sujet nécessite une opération rapide (diabète, néphrite, cachexie).

b) quand les difficultés opératoires sont telles qu'il est *impossible de recourir à un autre procédé :*

Par exemple, en présence d'hommes très gras et très musclés dont la paroi ne cède pas même sous l'anesthésie profonde, on ne peut pas atteindre le cystique, quelle que soit la position donnée au malade, quel que soit le mode d'incision adopté : dans ces cas-là, force est bien de se contenter de la cholécystostomie (Kehr et Hartmann acceptent également cette indication).

D'autres fois, quand on a sectionné la paroi, on tombe au milieu d'adhérences inextricables, avec parfois des foyers de péricholécystite qu'on risquerait d'ouvrir dans la grande cavité : il faut alors pratiquer la simple incision de la vésicule.

c) Enfin, la cholécystostomie mérite encore d'être employée *dans les cas très aigus*, avec menace d'infection péritonéale. Elle devient alors l'opération d'urgence qui assure le drainage du foyer septique et met à l'abri d'une complication immédiate. Comme une colpotomie ou une incision d'abcès appendiculaire, elle n'a que la valeur d'une opération palliative et, plus tard, il faudra souvent recourir à une seconde intervention pour guérir son malade.

Aussi, quand on arrive à temps, vaut-il mieux obtenir la guérison du premier coup et, pour cela, il n'est qu'un procédé, l'opération radicale.

§ 2. — Cholécystectomies.

La cholécystectomie avec drainage peut alors être discutée. Faut-il l'accepter sans conteste, comme le veut Berger, et se ranger sous la bannière de Kehr, à la suite des Borelius (Lund), des Barth (Dantzig), des Madelung Strasbourg), des Rupprecht (Dresde), des Springorum (Halberstadt), des Fink (Carlsbad), des Reichel (Chemnitz), des Franke (Brunswick) ?

Il nous semble qu'il y a là beaucoup d'exagération. Comme nous le disions au début d'un précédent chapitre, un procédé, quelque excellent qu'il soit, ne peut l'être d'une façon absolue.

Et l'étude que nous avons faite des résultats de cette méthode suffirait à nous empêcher de l'adopter d'une façon définitive. En effet, le drainage de l'hépatique complique le manuel opératoire, rend l'opération plus longue et, par conséquent plus grave. De plus, ce drainage de toute la bile sécrétée, et cela pendant des semaines, pourrait, semble-t-il, altérer l'état général du malade. Kehr prétend qu'il n'a jamais perdu d'opérés du chef de cette évacuation de la bile au dehors, et qu'il a seulement observé, de temps à autre, une diminution de l'appétit. Mais il ajoute que, pour se garantir de tels accidents, il a soin d'employer « un tube de caoutchouc très mince qui permet à une partie de la bile de s'écouler à côté et d'aller dans le duodénum (1) ». Dans le cas où la bile est infectée,

(1) Récemment Kehr a encore modifié son appareil de drainage. Hepaticus drainage, *Zentralbl. f. Chir.*, 1909, t. XXXVI, 2 janvier, p. 3 à 6.

nous ne voyons pas ce que l'on peut espérer de cet écoulement partiel de bile septique vers le duodénum : il pourrait peut-être en résulter une infection du pancréas...

Mais tous les inconvénients du drainage de l'hépatique ne sont pas là. Il faut compter avec les difficultés d'un traitement post-opératoire qui oblige le malade à se soumettre à des pansements fréquents, difficiles et douloureux, et peut-être pas sans danger. Et il faut aussi compter avec l'avenir qui peut un jour ramener le malade avec des crises douloureuses résultant d'adhérences, avec une fistule ou une éventration.

De telle sorte qu'on doit, croyons-nous, restreindre le drainage de l'hépatique à deux indications nettement définies : l'infection des voies biliaires principales, la présence dans ces voies biliaires de calculs échappés de la vésicule.

Dans tous les autres cas, c'est-à-dire, dans tous les cas *où la lithiase est encore à sa phase vésiculaire*, qu'il s'agisse de cholécystite aiguë ou chronique, qu'on ait à faire à une hydropisie ou à un empyème de la vésicule, le traitement de choix est la *cholécystectomie sans drainage*.

Mais comment savoir, de façon certaine, si les voies biliaires ne sont pas infectées et ne contiennent pas de calculs ? En règle générale :

Toute bile qui, du cystique sectionné, s'écoule claire et limpide, avec sa belle coloration jaune, peut être pratiquement tenue pour aseptique et témoigne de l'intégrité des voies biliaires principales ;

Chaque fois que, dans une vésicule, on rencontre un

calcul gros et solitaire, on peut supposer qu'il ne s'en trouve aucun autre dans les voies biliaires ;

Chaque fois qu'une vésicule, contenant une série de calculs à facettes, a son col obstrué par un calcul muriforme, on peut également supposer que les canaux biliaires sont libres de tout calcul.

Sans doute savons-nous qu'une bile claire peut parfois contenir des microbes (Petersen) (1), et que, dans les cas de gros calcul solitaire, de petits calculs peuvent exister dans le cystique, l'hépatique ou le cholédoque. Aussi, convient-il de chercher par une palpation soigneuse si l'on ne sent aucune induration sur le trajet des voies biliaires principales. Cette palpation aura l'avantage de déceler parfois des lésions inattendues (cancer au début, pancréatite). On peut compléter cette recherche par l'exploration instrumentale (bougie, explorateur de Desjardins) et, si l'on soupçonne la présence d'un calcul dans la section rétro-pancréatique du cholédoque ou dans l'ampoule, on n'hésitera pas, pour s'en assurer, à pratiquer le décollement rétro-pancréatique.

On ne saurait donc s'entourer de trop de précautions. Si cette exploration est négative et si cependant les symptômes cliniques font supposer que les voies biliaires sont envahies, il faut drainer.

En somme, nous ferons remarquer que le mode opératoire dépend surtout du moment de l'intervention et ses résultats en dépendent aussi, car, comme le dit Kelly, « le risque opératoire est un risque d'attente ». C'est en retar-

(1) Petersen. Beiträge zur Pathologie und Therapie der Gallensteinkrankheit. *Beitr. z. klin. Chir.*, 1899, vol. XXIII, p. 816.

dant l'heure de la décision et en encourageant la patience du malade, qu'on permet à des infections de se produire, à la cellule hépatique de se désorganiser. Il s'ensuit que l'opération sera d'autant plus grave qu'elle sera plus tardive.

Aussi, certains chirurgiens se sont-ils demandés s'il ne vaudrait pas mieux recourir à une intervention précoce qui permettrait de surprendre la lithiase à son stade vésiculaire, de pratiquer d'emblée une opération radicale et de mettre ainsi le malade hors de danger pour l'avenir.

Riedel (1), en Allemagne, s'est fait le grand défenseur de cette idée ; Bland-Sutton (2), Moynihan (3), en Angleterre, Kelly (4), en Amérique, contribuent à la répandre. Sans doute l'heure n'est-elle pas venue où l'on peut dire avec Cushing (5), que « la vésicule doit être traitée comme l'appendice et enlevée, même si elle est saine, quand, au cours d'une laparotomie, elle se présente sous la main ».

Mais, s'il y a, dans cette phrase de Cushing, une grosse part d'exagération, il n'en est pas moins vrai que c'est également une erreur d'attendre l'apparition d'une complication grave pour intervenir.

Si, comme pour l'appendicite, on adoptait une règle de

(1) RIEDEL. Die Früh-Operationen der akuten schweren Cholecystitis. *Deutsche med. Woch.*, 1903, n° 22.

(2) BLAND-SUTTON. Indications for performing cholecystectomy. *Brit. Med. Journ.*, 5 octobre 1907, p. 877.

(3) MOYNIHAN. Cholelithiasis : its early Recognition and early surgical Treatment. *The Practitioner*, 1908, t. LXXXI, n° 486, décembre.

(4) KELLY. Certain remote consequences... *Americ. Jour. of Med. Sc.*, N. Y., 1906, 132, p. 765.

(5) CUSHING. Cholécystectomy. *Jour. of the Amer. Med. Assoc.*, 29 juillet 1899.

conduite; si, par exemple, à la suite de deux ou trois crises de coliques hépatiques franches, on n'hésitait pas à pratiquer une intervention, alors la chirurgie biliaire entrerait dans une ère nouvelle: les statistiques s'amélioreraient, les résultats opératoires seraient excellents, car on pourrait choisir son heure, opérer « à froid ».

Mais cette discussion nous entraînerait au-delà des limites que nous avons réservées à ce travail.

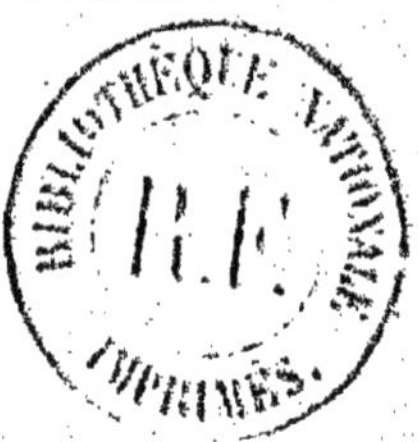
BIBLIOTHÈQUE NATIONALE R.F. IMPRIMÉS

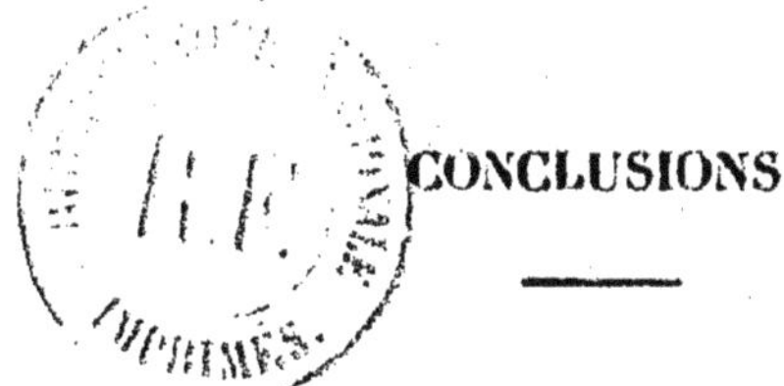

CONCLUSIONS

Pour nous résumer, nous poserons les conclusions suivantes :

1° Toute vésicule biliaire peut être enlevée sans aucun danger pour l'organisme.

2° La conservation d'une vésicule lithiasique peut être la source des accidents les plus graves.

3° Au point de vue opératoire :

a) La cholécystectomie avec ligature du cystique est l'opération de choix dans la lithiase vésiculaire ;

b) La cholécystectomie avec drainage de l'hépatique doit être réservée aux cas où cette lithiase a dépassé les limites des voies biliaires accessoires;

c) La cholécystostomie est une méthode d'exception qui ne peut avoir ses indications que dans les cas où la cholécystectomie est impossible ou dangereuse à pratiquer.

INDEX BIBLIOGRAPHIQUE

Ames. — Primary carcinom of the gall bladder. *Johns Hopkins Hospital Bulletin*, 1891.

Arrou. — Drainage des voies biliaires. *Bull. Soc. Chir.*, 1901, n. 21.

Arthus. — *Eléments de Physiologie.*

Aschoff. — Bemerkungen zur pathologischen Anatomie der Cholelithiasis und Cholecystitis. *Verhandlungen der deutsch. Path. Gesellschaft*, 1905.

Bardeleben (von). — *Erfahrungen über Cholecystektomie und Cholecystenterostomie nach 286 Gallenstein-laparotomien.* Jena 1906.

Bazy. — Du drainage des voies biliaires dans la rétention biliaire calculeuse. *Bull. Soc. Chir.* 1907.

Beer. — Intrahepatische Cholelithiasis. *Langenb. Arch.* Bd. LXXIV, p. 115.

Beer (E.). — Concerning the causes of gallstones. *Amer. Jour. Med. Sc.* 1905, CXXX, p. 432.

Bérard. — Opinion sur la cholecystectomie : opération de choix. *Société de chirurgie de Lyon*, in *Lyon Médical*, 1907, p. 119, 2e semestre.

Berg. — Cholecystectomy for gallstone disease. *Intern. Journ. of Surg.* N.-Y., 1907, XX, p. 379-381.

Berger. — Die Hepaticus-drainage. *Langenbeck's Archiv.* 1903, Bd. LXIX, H, 1 et 2).

Bernard (Alfred). — *Du cancer primitif, de la Vésicule biliaire considéré comme complication de la lithiase.* Th. de Lyon, 1897.

Birch de Burgh et H. Spong. — The secretion of the gall bladder. *The Journ. of Physiol.* VIII, 6, p. 378.

Blake. — The surgery of gallstones. *Medical News*, 1902, 10 mai, I, 883.

J. Bland Sutton. — *Gall stones and Diseases of the bile Ducts*, London, 1907.

— A clinical lecture of the gall bladder (cholecystectomy) *Lancet*, London 1907, I, 1-4.

— Indications for performing cholecystectomy. *British Med. Journ.* 5 oct. 1907, p. 877. Discussion : Charters J. Symonds (London), W.-L. Rodman (Philadelphie), A. E. Maylard (Glasgow), Newbolt (Liverpool), J. Ward Cousin (Portsmouth), Irving H. Cameron (Toronto), E. Stanmore Bishop (Manchester), Sinclair White (Scheffield).

Bonamy (F.). — *Contribution à l'étude du cancer primitif de la vésicule biliaire.* Th. de Paris, 1901.

Borelius. — Ist die Gallenblase bei gewöhnlicher Gallensteinoperation zu entfernen oder zu erhalten. *Hygiea*, 67. Jahrg, p. 591.

— Ueber das primäre Carcinoma in den Hauptgallengängen. *Beiträge zur klinischen Chirurgie* 1908, t. LXI, décembre p. 239 à 263.

Brenner. — Über das primäre Carcinom des Ductus Choledochus. *Virchow's Archiv*, 1899, Bd. CLVIII, p. 253.

Brin. — Le drainage des voies biliaires principales avec cholécystectomie. Rapp. de Lejars. *Bull. Soc. Chir.* Paris, 1907, 633-641.

Brissaud et Sabourin. — *Arch. de Physiol.*, 1884, t. 1, p. 345.

Bruning. — Beitrag zur Frage der Choledochotomie. *Deutsche Zeitschr. f. Chir.* 1905, vol. LXXVII, p. 323.

Brownlee. — A question in gallbladder surgery. Cholecystectomy or cholecystostomy ? *Med. Record* 1904, New-York, 10 déc.

Carnot P. — *Recherches expérimentales et cliniques sur les pancréatites.* Th. de Paris, 1898.

— Les syndromes hépato-pancréatiques. *Progrès méd.* 5 sept. 1908.

Chauffard. — In *Traité de médecine*, t. III.

Collins. — Cholelithiasis; with a report of some operative cases of Dr Charles M. Burney. *Medical News* 1898, p. 683.

Cornil et Ranvier. — *Traité d'histologie Pathologique.*

Cotte. — *Traitement chirurgical de la lithiase biliaire.* Th. de Lyon, 1908.

— Cholécystectomie sous-séreuse. *Lyon-Chirurgical*, n° 1, 1908.

Courvoisier. — *Statistische Beiträge zur Path. und Chir. der Gallenwege.* Leipzig, 1890.

Cushing. — Cholecystectomy. *Journ. of the Amer. med. assoc.* 1899, 29 juillet.

Dagron. — *De l'occlusion intestinale par calcul biliaire.* Th. de Paris, 1891.

Dastre (A). — Opération de la fistule biliaire. *Arch. de Phys.* 1890, p. 714.

— Recherches sur les variations diverses de la sécrétion biliaire. *Ibid.* 1890, p. 800.

— Article « Bile » in *Dictionnaire de Physiologie.* T. II.

Deaver J.-B. (Philadelphie). — The Diagnosis and treatment of infections of the biliary passages, with special reference to cholelithiasis and cholecystitis. *Am. Journ. of the med. Sciences*, 1908, vol. CXXXV, p. 37.

— Some of the reasons why cholecystectomy should not be performed as frequently as is advocated by many surgeons. *Am. Journ. of the med. Sc.* 1908, p. 536-541.

Delagenière et Gosset. — Rapp. au *Congrès de Chir. franç.*, 1908.

Desjardins. — *Étude sur les pancréatites.* Th. de Paris, G. Steinheil, 1905.

Doyen. — Ablation sous-séreuse de la Vésicule biliaire. *Congrès de Chir.*, Paris, 1899.

Doyon. — De l'action exercée par le système nerveux sur l'appareil excrétoire de la bile. *Archives de Phys.*, V, 6, p. 19.

Dreesmann (Cologne). — Beitrag zür Kenntnis der kongenitalen Anomalien der Gallenwege, *Deutsche Zeitschrift für Chirurgie*, 1908, Bd. XCII, h. 4-6, Mars.

Duranton. — *La cholestérine et ses conditions de précipitation.* Th. de Paris, 1908.

Ehret und Stolz. — Experimentelle Beiträge zur Lehre von der Cholelithiase, *Mitt. a. den Grenzgebiete der Med. und Chir.* Bd. VI, Heft 3, Bd. VII, H. 2, 3, Bd. VIII, p. 623 et Bd. X, H. 3.

Ehrhardt. — Beiträge zur pathologischen Anatomie und Klinik des Gallensteinleidens, *Archiv für klinische Chirurgie*, 1907, p. 1118.

— Zur Aetiologie der Rezidive und Pseudorezidive nach Gallenstein-operationen, *Deutsche med. Wochenschr.*, 1907, XXXIII, 517-519.

Etienne. — Des pancréatites suppurées, *Arch. de méd. expériment.*, mars 1898.

Fielitz. — *Die operative Behandlung der Gallensteinkrankheit und ihre Erfolge in der Klinik des Herrn Prof. von Bramann.* Inaug. Diss. Halle 1900.

Fink F. — Über die mit der balneologischen und der operativen Behandlung des Gallensteinleidens gemachten Erfahrungen, *Wiener klin. Wochenschrift*, 1905, p. 178, Société Méd. de Vienne, séance du 10 février 1905.

Fitz. — A consideration of pancreatic hemorrage, hemorragic, supporative and gangrenous pancreatitis, and of disseminated fat necrosis. *The med. Rec.* 1889, XXXV, p. 197.

Flörcken. — Das Fadenrecidiv nach Gallensteinoperationen, *Deutsche Zeitschrift für Chirurgie*, 1908, Bd. XCIII, h. 3, mai, p. 310 à 320.

Français R. — *Etude clinique et traitement de la lithiase du cholédoque.* Th. de Paris, G. Steinheil, 1906.

— Des indications opératoires de la lithiase du cholédoque. *Rec. prat. d'Obst. et de Gynéc.* p. 311-314.

Fränkel. — Zur Chirurgie des Gallensystems. *Centralblatt f. Chirurgie*, 1892, n° 35, p. 697.

Frerichs. — *Traité des maladies du foie*, Paris, 1862.

Galliard. — Des indications de la cure chirurgicale dans la lithiase biliaire. *Merc. méd.*, Sept. 1891.

— Obstruction du pylore par des calculs biliaires. *Presse médicale.* 5 octobre 1895.

Gerster. — Some remarks on the surgery of the gallbladder, as influenced by anatomical situation. *Medical News*, 1897, p. 519.

Gilbert, Carnot et Fournier. — Le Traitement de la lithiase biliaire. *Congrès de Genève*, 1908, in *Semaine médicale*, 1908, n° 37, p. 442.

Gilbert et Fournier. — Pathogénie de la lithiase biliaire. *Bull. Soc. Biol.*, 10 oct. 1897.

— *Presse méd.*, 14 et 21 mai 1898.

Gilbert. — Note pour servir à l'histoire de la théorie microbienne de la lithiase biliaire. *Arch. gén. de Méd.*, 1898, p. 257.

Goldammer. — Beitrage zur Chirurgie der Gallenwege *Beitr. z. klin. Chir.* Tübingen 1907, L. V, 11-272, 5 pl.

Guillaume Louis. — *De la cholédocotomie*, Th. de Paris, 1906.

Guénot. — Le *drainage temporaire des voies biliaires.* Th. de Paris, 1905.

Guéniot. — *Etude sur la lithiase vésiculaire*. Th. de Paris, 1905.
Hansler. — Uber Cholecystectomie, *Arch. f. klin. Chir.*, Berlin. 1907, LXXXIII, 1080-1103.
Haberer et Clairmont. — Experimentelle Untersuchungen über das Verhalten des Cysticusstumpfes nach der Cholecystektomie. [*Langenbecks Archiv*, 1901, Bd. XXIII, n° 3.
Hansemann (Von). — *Virchow's Archiv*, 1898, Bd. 151, p. 380.
Hartmann. — Pathogénie de la lithiase, *Presse méd.*, mars 1898, p. 111.
— Sur les voies biliaires. *Bull. Soc. de Chir.*, 1906, p. 8.
— Discussion à propos du drainage des voies biliaires. *Bull. Soc. Chir.*, 1907, p. 808.
— Communication au *Congrès de Bruxelles*, 1908.
Hawkes (Forbes). — A case of intrahepatic calcul removed drainage. *Medical surgical Report of the Presbyterian Hospital*, vol. VII, 1906, p. 230.
Heidenheim. — *Die Erfolge der Gallenstein-operationen*. Inaug. Diss. Bonn. 1903.
Herbst. — Nach welchen Gesichtspunkten müssen die Dauerresultate nach Gallensteinoperationen betrachtet werden? *X. Aerztlicher Verein in Nurnberg* Séance du 6 juin 1907, in *Deutsche med. Wochensch.*, 1907, p. 171.
Hermann. — Ueber Recidive nach Gallenstein operationen *Mitt. aus den Grenzgebieten der Med. et Chir.* 1900, Bd. VI h. 3, p. 311.
Hertwig. — *Traité d'Embryologie*. Trad. française, 1891.
J. Homans. — *Ann. of Surgery*, juillet 1897, p. 114.
Hunter. — On Cholelithiasis, *British Med. J.* 30 oct. 1897, p. 1235.
Janowski. — Uber Veränderungen der Gallenblase bei Vorhandensein von Gallensteinen. *Ziegler's Beiträge*, t. X, p. 449.
Kehr. — Zur Chirurgie der Gallensteinkrankheit. *Deutsche Zeitschr. f. Chirurgie*, Bd. 38.
— Gallensteinlaparotomien, *Langenbeck's Archiv*. Bd. 53.
— Bericht über 197 Gallensteinoperationen, *Langenbeck's Archiv*. Bd. 58.
— Die chirurgische Behandlung der Gallensteinkrankheit. *Deutsche Klinik*, 1901.
— Ein Rückblick auf 720 Gallensteinlaparotomien mit besonderer Berücksichtigung von 90 Hepatikus Drainagen. *München. med. Wochenschrift*, 1902, Bd. 49 p. 1689, 1749, 1800.
— *Die interne und chirurgische Behandlung der Gallensteinkrankeit*. Muich, 1906.
— *Drei Jahre Gallensteinchirurgie*, Munich, 1908.
— Gallensteine. *Congrès de Chirurgie*, Bruxelles, 1908.
— Hepaticus drainage *Zentralblatt f. Chir.* 1909, t. XXXVI, n° 1, 2 janvier, p. 3 à 6.
— Ueber Erkrankungen des Pankreas unter besonderer Berücksichtigung der bei der Cholelithiasis vorkommenden Pankreatitis chronica. *Mitt. a. d. Grenzg. d. Med. u. Chir.* 1909, t. XX, f. 1, p. 45 à 149.

Kehr, Eilers, Lucke. — Etude sur 197 opérations sur les voies biliaires *Arch. f. klin. Chir.* 1899, Bd. LVIII, p. 470.

Kelly. — Certain remote consequences of infections of the biliary tract, with special reference to 1) cholelithiasis and cholecystitis 2) adhesions of the upper-abdomen 3) the general principles of treatment and 4) the indications for surgical intervention. *Am. J. M. Sc.* N.-Y. 1906, 132, p. 745-63.

Kocher et Matti. — Ueber 100 Operationen an den Gallenwegen mit Berücksichtigung der Dauererfolge. *Arch. f. klin. Chir.* 1908, p. 655-731.

Körte (W). — *Beiträge zur Chirurgie der Gallenwege und der Leber*, Berlin, 1905.

Lapointe. — Les 2 opérations de choix dans la lithiase biliaire. *La Clinique*, Paris, 1907, II, 579-581.

Lejars. — Des résultats immédiats et éloignés de l'intervention chirurgicale dans les cholécystites calculeuses. *Revue de Chir.*, 1899, n° 11, p. 511.

— Sur la cholécystotomie. *Bull. Soc. Chir.* 1900, p. 1071.

— Valeur et indications de l'intervention chirurgicale dans la lithiase. *Semaine Méd.* 1902.

— Drainage de l'hépatique. *Bull. Soc. Chir.*, 1904, p. 486.

— Rapp. sur 4 observations du Dr Brin (Angers) : Drainage des voies biliaires principales avec cholécystectomie. *Bull. Soc. Chir.*, 1907, p. 631.

— La question médico-chirurgicale de la lithiase biliaire. Congrès de Bruxelles, 1908. *Semaine médicale*, 1908, n° 41, p. 485.

Lejonne et Milanoff. — *Société anatomique*, 2 févr. 1900.

Lemierre et Abrami. — *Soc. Biol.* juillet 1907.

— *Presse médic.* Oct. 1907.

— *Arch. méd. de l'App. digest.* 4 janvier, 1908.

Lenz (Wilhelm). — *Ueber den Werth der verscheidenen Operationen an den Gallenwegen auf Grund der Erfahrungen der Giessener Klinik.* Inaug. Diss. Giessen, 1900.

Léopold-Lévi. — *Pathogénie de la lithiase biliaire.* Rev. gén. in *Gaz. des hôpitaux*, 1898, n° 155, p. 1247.

Leriche et G. Cotte. — De l'iléus biliaire. Revue générale de la *Gaz. des Hôpitaux*, 1908, 12 décembre, p. 1707.

Létienne. — *De la bile à l'état pathologique.* Th. de Paris, 1891.

Letulle et Nattan Larrier. — L'ampoule de Vater. *Archives sc. médicales*, mai et juillet 1898.

— *Soc. anatomique de Paris*, 1898, n° 13.

Lindner. — Einige Bemerkungen zur Gallensteinchirurgie. *Beiträge zur klin. Chir.*, 1901, vol. 30, p. 219.

Löbker. — Erfahrungen auf den Gebieten der Pathologie und chirurgischen Therapie der Cholelithiasis. *Münch. med. Wochenschr.*, 1898, p. 40 et *Mitt. a. den Grenzg. der Med. u. Chir.*, 1899, vol. IV, p. 1.

Mangourd — *Obstruction du pylore par calculs biliaires.* Th. de Paris, 1897.

Mathieu. — Rétrécissement des voies biliaires principales. *Rev. de Chir.*, 1908.

— *La Lithiase de la voie biliaire principale.* Th. de Paris, 1908.

Maugeret (Mlle). — *Cholécysto-pancréatite ; essai de pathogénie*, Th. de Paris G. Steinheil, 1906.

Mayo W. C. — A review of 1000 operations for gallstone disease, with special reference to the mortality. *Amer. Journ. of the med. Sciences*, Mars, 1905.

— A review of 1500 operations upon the gall bladder and bile passages with special reference to the mortality, *Ann. of Surg.* Phil., 1906, XLIV, p. 209-16.

Mayo-Robson. — On the indications and contraindications for the removal of the gallbladder, with a description of the technic and analysis of at series of 57 cases. *Brit. Med. Journ.*, 1906, 24 février.

— On cholecystectomy : the indications and contraindications for its performance. *Brit. Med. Journ.*, 1907, t. 2, p. 1117.

Mack (W.). — Die Cholecystostomien der Heidelberger chirurgischen Klinik (1901-1906), *Beiträge zur klinischen Chir.*, 1908, Bd. 57, h. 3, avril, p. 538, à 581.

Meunier. — Cancer primitif de la vésicule biliaire. *Bull. Soc. anat.*, 1894.

Michaux. — Résultats éloignés de la cholécystectomie. *Congrès de Chirurgie*, 1898.

— Cholécystectomie. *Bull. Soc. Chirurgie*, 1900, p. 74.

— De la cholécystectomie envisagée dans les résultats immédiats et éloignés. *Congrès inter. de Chir.*, 1900. *Rev. de chir.*, Paris, 1900, page 379.

— Résultats éloignés de la cystectomie. *Revue de Chirurgie*, 1900, n° 9.

— Rétention biliaire calculeuse avec cholédocotomie. *Bull. Soc. de Chir.*, Séance du 30 déc. 1903.

Mignon. — Infection hépatique grave traitée par le drainage des voies biliaires. *Société de Chirurgie*, 1904, p. 537.

Mignot. — *Recherches expérimentales et anatomiques sur les cholécystites*. Thèse de Paris, 1896.

— L'origine microbienne des calculs biliaires. *Archives générales de médecine*, 1898, p. 129 et 263.

— Cholécystites calculeuses expérimentales. *Soc. Anat.*, 1898, n° 12, p. 474.

— La Pathogénie de la lithiase. *Presse médicale*, 1898, n° 10.

— *Bull. Soc. chir.*, 1899, n° 7. Rapp. Hartmann.

Milhiet. — *De la cholécystectomie dans la lithiase biliaire*. Thèse de Paris, G. Steinheil, 1902 et *Gaz. des Hôp.*, 1902, n. 12.

Mocquot. — *L'état de la vésicule dans les obstructions des voies biliaires*, Th. de Paris, 1909.

Mohr (Heinrich). — Ueber Recidive nach Operationen an den Gallenwegen. *Sammlung klinischer Vorträge* (Chirurgie n° 89), page 219, 1900-1903, Leipzig.

Mongour (Ch.). — Le traitement de la lithiase biliaire. *Congrès de Genève*, 1908, *Semaine médicale*, 1908, n° 37, p. 443.

Monprofit. — Occlusion du pylore par un calcul biliaire. *Soc. anat.*, 4 juin 1897.

Morat et **Doyon.** — *Tr. de Physiologie*, 1900. Fonctions de nutrition.

Morin. — *Contribution à l'étude de l'épithéliome primitif de la vésicule biliaire*. Th. de Paris, 1891.

Moynihan. — Cholelithiasis : its early Recognition and early surgical Treatment. *The Practitioner*, 1908, t. LXXXI, n° 486, décembre.

Müller (Reinhold). — *Die Gallensteinoperationen der chirurgischen Klinik zu Kiel aus den Jahren 1899-1901*, Inaug.-Diss. Kiel, 1902.

Müsser. — Primary cancer of the gall bladder. *Assoc. of Americ. physiol.*, 1890.

Nasse. — Ueber Experimente an der Leber und den Gallenwegen. *Arch. f. klin. Chir.*, Bd. 48, p. 885.

Naunyn. — *Klinik der Cholelithiasis*, Leipzig, Vogel, 1892.

— Zur Naturgeschichte der Gallensteine und Cholelithiasis. *Mitt. a. d. Grenzgebieten der Med. und Chir.*, 1905.

Oddi. Sulla tonicità dello sfintere del coledoco. *Arch. Sc. med.* Torino, 1888, p. 333.

— Effetti dell' estirpazione della cistifellea. *Bull. Soc. med.*, Bologna, 1888. *Arch. ital. Biol.*, X, 3, p. 425.

Otten Carl. — Histologische Untersuchungen an extirpierten Gallenblasen, *Beitr. zur klin. Chir.*, 1906, p. 141.

Page. — *Traitement chirurgical des pancréatites suppurées et gangréneuses.* Th. de Paris, 1898.

Pawlow. — *Le travail des glandes digestives.* Traduction française de Pachon et Sabrazès. 1901.

Peters. — The treatment of gallstones in the gallbladder and cystic duct. *Edinburgh med. Journ.*, mai. 1907, p. 412.

Petersen. — Zur Chirurgie der Leber und der Gallenwege. *Verhandl. des 27. Chirurgenkongresses*, 1898.

— Beiträge zur Pathologie und Therapie der Gallensteinkrankheit. *Beitr. zur klin. Ch.*, 1899, vol. XXIII, p. 105.

Quénu. — Mémoire sur la cholédocotomie sans suture. *Bulletin de la Soc. de Chirurgie*, 1897.

— Chirurgie des voies biliaires. *Bulletin de la Soc. Chir.*, 1906, p. 200.

— Cancer de la vésicule biliaire. *Bull. Soc. de Chir.*, Paris, 1908.

— [illegible] Indications opératoires de la lithiase biliaire. *Revue de Chirurgie*, decembre 1908, p. 682.

— Cancer des conduits biliaires : de l'opération radicale dans le x des voies biliaires. *Revue Chirurgie*, 1909, t. XXIX, n° 2, 10 février ; n° 3, 10 mars.

Quénu et Duval (P.). — Pancréatite et lithiase biliaire. *Revue de Chir.*, octobre 1905.

— Les angiocholites aiguës. Rapport au *Congrès de Bruxelles*, 1908.

— Les angiocholites aiguës. *Archives des maladies de l'appareil digestif et de la nutrition*, 1908, t. II. n° 12, décembre.

Reed (Charles A. R.). — The indications and limitations of various operations on the gall bladder. *Soc. méd. de New-York.* 4 Oct. 1904, in *Medical Record*, 1904, p. 758.

Reinhard. — *Beitrag zur Kasuistik der operativbehandelten Fälle von Cholelithiasis*, Inaug.-Diss., Göttingen, 1902.

Riedel. — *Erfahrungen über die Gallensteinkrankheit*, Berlin, 1892.

— Ueber Entzündung der Rückbildung fähige Vergrösserung des Pankreas Kopfes. *Berl. klin. Wochenschrift*, 1896, p. 31-31.

Riedel. — Zur Debatte über die Gallensteinfrage in Düsseldorf, nebst Bemerkungen über die schleichende Infection des Gallengangsystems nach Abgang der Steine per vias naturales. *Mitteil. a. den Grenzgeb. der Med. u. Chir.*, 1899, vol. IV, n° 5.
— *Die Pathogenose, Diagnose und Behandlung des Gallensteinleidens*. Jena, 1903.
— Die Frühoperationen der akuten schweren Cholecystitis. *Deutsche med. Wochenschrift*, 1908, n° 22, 28 mai, p. 953 à 959.

Rimann. — Beiträge zur Chirurgie und Pathologie der Cholelithiasis. *Beiträge zur klinischen Chirurgie*, 1908, Bd. LX, h. 3, novembre, p. 535 à 673.

P. de Silva Rio Branco. — De la position opératoire « en lordose » dans les interventions sur les voies biliaires. Extrait de la *Revue médico-chirurgicale du Brésil*.

Routier. — A propos de la lithiase vésiculaire. *Soc. de chir.*, 1896, p. 418 et 420.
— Cholécystite calculeuse. Gastro-entérostomie par rétrécissement pylorique. *Bull. Soc. Chir.*, 1899, p. 426.

Schott. — Ueber Dauerheilungen nach Gallensteinoperationen. *Beitr. z. klin. Chir.*, 1903, vol. XXXIX. t. 2, p. 427.
— Inaug. Diss. Heidelberg 1903.

Schwartz. — Un cas de cholécystectomie idéale. *Bull. méd.* 1er mars 1893.
— Sur la lithiase vésiculaire. *Soc. chir.*, 1895, p. 379.
— Cholécystostomie et cholécystectomie. *Soc. chir.*, 1896, p. 630.
— Cholécystectomie avec cholédocotomie. *Soc. chir.*, 1897, p. 703.
— *Chirurgie du foie* (Biblioth. de chir. contemporaine), Paris, 1901.

Segond. — Maladies du Foie. *Traité de Chirurgie*, t. VI.

Steinhaus. — Ueber die Folgen des dauernden Verschlusses des Ductus choledochus. *Arch. f. exper. Path. und Pharm.*, t. XXVIII, p. 432.

Stieda. — Beitrag zur Chirurgie der Gallenwege. *Beitr. zur klin. Chirurgie* 1905, XLVII, p. 654-736.

Stolz. — *Naturf. Vers. 1902*, Karlsbad. Ref. *Centralblatt. für Chir.* 1902, 48.

Stone J. — Congenital absence of the gallbladder. *The Amer. Journ. of the med. sciences*, 1908, n° 435, juin, p. 889 et 890.

Stubenrauch (Von). — Die Regeneration der Gallenblase nach partieller Cholecystectomie. *Arch. f. klin. Chir.*. Berlin 1907, t. LXXXII, 607-612.

Terrier. — Opérations chirurgicales sur les voies biliaires. *6e Cong. chir.* 1892, p. 121.
— Quelques résultats immédiats et éloignés d'opérations sur les voies biliaires. *Rev. de chir.*, 1892, p. 552.
— Cholédocotomie et cholécystectomie. *Acad. de méd.*, mars 1894.
— Drainage des voies biliaires. *Soc. de chir.*, 1905, p. 1000.
— Cholécystite calculeuse avec péricholécystite, cholécystectomie, drainage de l'hépatique. *Soc. chir.*, 1906, p. 211.
— Voies biliaires, opération de Kehr. *Bull. Soc. Chir.*, 1907, p. 758.

Terrier et Auvray. — Tumeurs des voies biliaires. *Revue de chir.*, 1900, p. 141.

— *Chirurgie du foie et des voies biliaires*, Paris, Félix Alcan, 1901.

Thiroloix. — Formes cliniques du cancer dans les voies biliaires. *La Clinique*, 1907, p. 183, n° 12.

Thorspecken (O). — Zur Frage der idealen Cholecystektomie. *Beitrage zur klin. Chirurgie*, 1906. Vol. 51, page 636.

Tuffier. — Indications opératoires dans la lithiase biliaire. *Soc. Chir.* 1891, p. 613.

— Lithiase de la vésicule biliaire et cholécystostomie. *Soc. Chir.* 1896, p. 215 et 439.

— Lithiase biliaire. *Bull. Soc. Chir.*, Paris 1903.

— Cancer du confluent hépatico-cystique. *Ibid.* 1903.

Vautrin. — Lithiase biliaire et pancréatite. *Rev. Chir.*, 1908.

— Epithélioma du canal cystique. *Archives provinciales de chir.*, 1907.

Villar. — Rapport sur la chirurgie du pancréas. 8e *Congrès de chir.* 1905.

Voogt (De). — De gevolgen van de wegneming de galblass. *Weekblad van het Nederl. Tijdschr. voor Geneesk.*, 1898, II, p. 236.

Wegele. — Zum Diagnostic der durch Cholelithiasis bedingten Duodenalstenose. *München med. Woch.* 1898, n° 16.

Williams (M.). — Critical analysis of 186 operations upon the liver and gall passages and the after results. *Med. a Surg. Report Presbyterian Hosp.* N.-Y. 1906, VII, p. 51-101.

Wiart. — *Recherches sur l'anatomie topographique et les voies d'accès au cholédoque.* Th. de Paris, 1899.

Witzel O. — Zur Gallenblasen extirpation. *Zentralblatt f. Chir.* Leipzig, 1905, p. 865-9.

Zenker. — Der primäre Krebs der Gallenblase. *Arch. f. klin. Med.*, 1891, T. XLIV, p. 2 et 3.

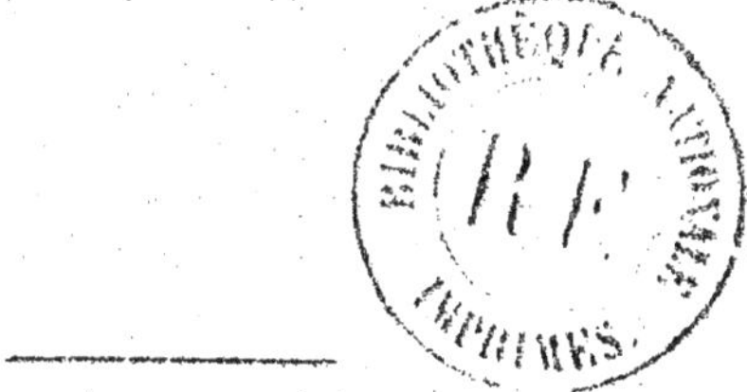
BIBLIOTHÈQUE NATIONALE RF IMPRIMÉS

TABLE DES MATIÈRES

TROISIÈME PARTIE

CHIRURGIE

Résultat des différents procédés opératoires dans la lithiase vésiculaire.

BIBLIOTHÈQUE NATIONALE R.F. IMPRIMÉS

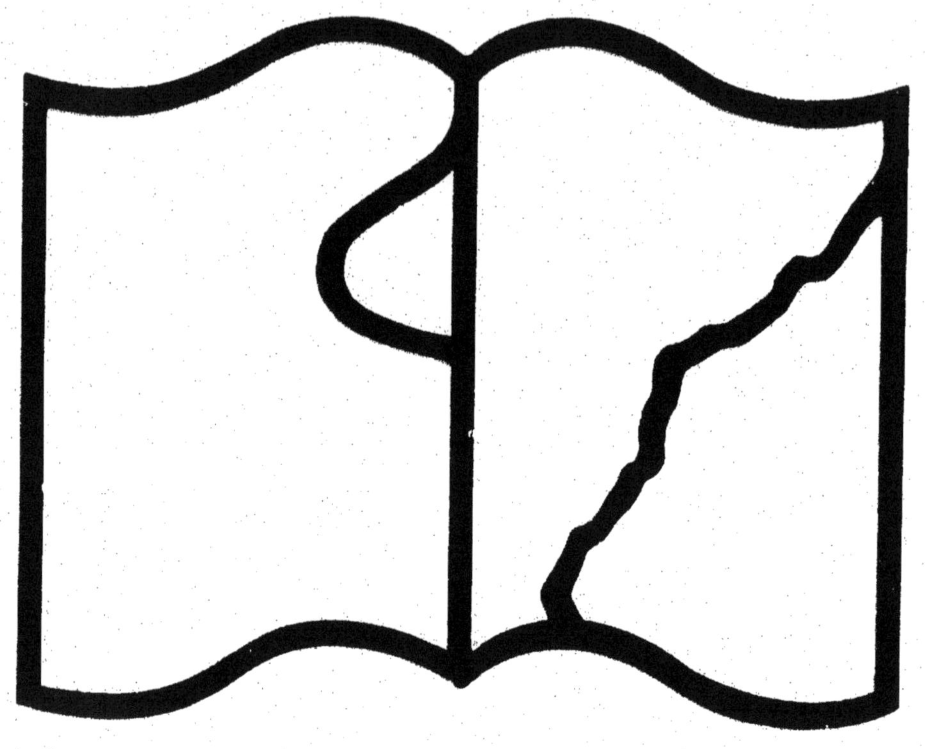

Texte détérioré — reliure défectueuse

NF Z 43-120-11

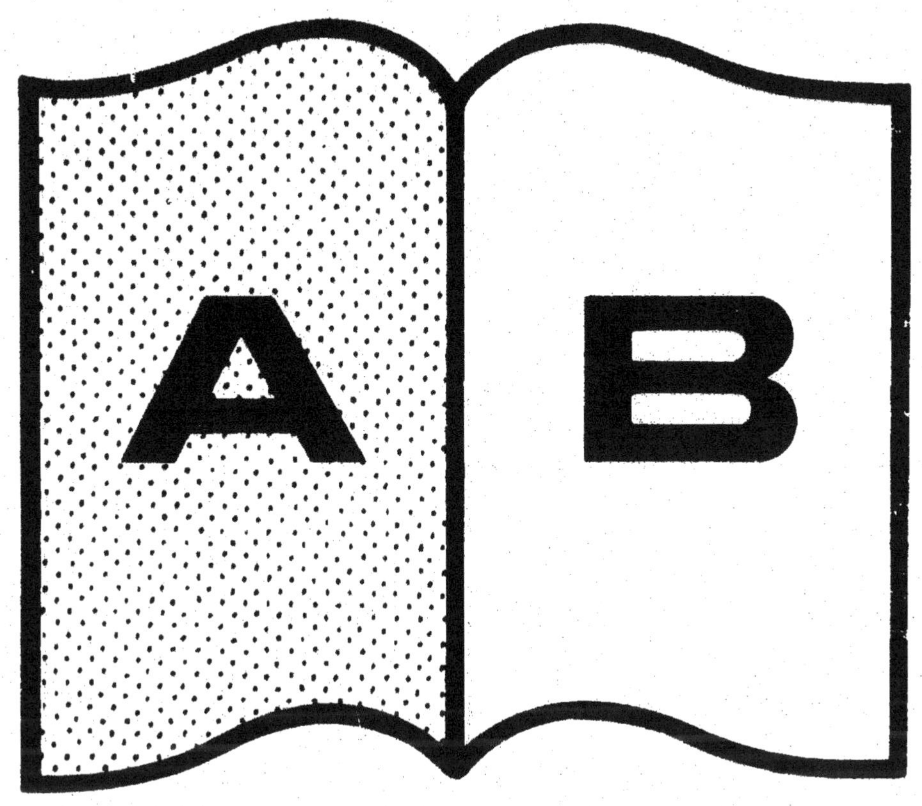

Contraste insuffisant

NF Z 43-120-14

www.ingramcontent.com/pod-product-compliance
Ingram Content Group UK Ltd.
Pitfield, Milton Keynes, MK11 3LW, UK
UKHW020123200726
13856UKWH00002B/707